GU Kompass
Homöopathie für Kinder

Sanfte Hilfe bei Alltagsbeschwerden
Das kindliche Immunsystem stärken

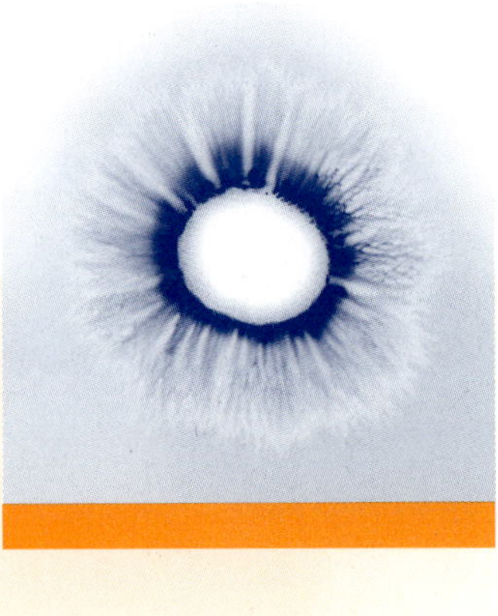

Ein Wort zuvor

Neueste wissenschaftliche Forschungsergebnisse haben bestätigt, was den Anhängern der Homöopathie schon lange bekannt ist: Homöopathische Mittel sind selbst dann – und oft gerade erst dann – optimal wirksam, wenn kein einziges Molekül der Ursubstanz mehr in der hoch verdünnten Aufbereitung vorhanden ist.
Damit wird die Homöopathie nun offiziell zu einer höchst effektiven Heilmethode, die zudem keine Nebenwirkungen hat. Diese Erkenntnis lässt sich heute nicht mehr wegdiskutieren und wird in den nächsten Jahren sicherlich zu einem revolutionären Umdenken in der Medizin führen.

Hohe Wirksamkeit ohne Nebenwirkungen – gerade dies ist bei der Behandlung von Kindern von immenser Bedeutung. Da man bis heute von vielen schulmedizinischen Medikamenten die Langzeitwirkungen auf den noch unausgereiften kindlichen Körper nicht genau kennt, sollte auf solche Medikamente, wann immer es möglich ist, verzichtet werden.

Homöopathische Mittel sind in diesen Fällen oft eine willkommene Alternative oder eine sinnvolle Ergänzung. Vielen Krankheiten und Beschwerden im Kindesalter kann mit homöopathischen Mitteln vorgebeugt werden, sie lassen sich bereits im Keim ersticken, viele andere verlaufen äußerst milde, Komplikationen werden selten. Das kennt jeder Homöopath aus seiner täglichen Praxis.

Mit diesem Kompass möchte ich Ihnen das Rüstzeug vermitteln, das Sie brauchen, um bei den häufigsten Krankheiten und Beschwerden Ihres Kindes homöopathische Mittel selbst erfolgreich anwenden zu können.

Sven Sommer

INHALT

Mit Homöopathie behandeln

Die Grundlagen dieser Heilweise

Die Homöopathie beruht auf den Studien und Forschungen des deutschen Arztes und Chemikers Samuel Hahnemann (1755 bis 1843), der, mit den medizinischen Möglichkeiten seiner Zeit höchst unzufrieden, eine Heilmethode entwickelte, die seinen Patienten auf sanfte Weise schnell und sicher helfen sollte. Da die Homöopathie mit sehr hohen Verdünnungen arbeitet (Seite 5), wurde sie von der etablierten Medizin immer als Placebo abgetan, als eine Medizin ohne Wirkung. Jetzt bestätigen die neuesten Forschungsergebnisse, was Homöopathen seit gut 200 Jahren bekannt ist, dass nämlich homöopathische Mittel äußerst wirkungsvolle Heilmittel sind.

Das Ähnlichkeitsprinzip

Hahnemann erkannte im Eigenversuch, dass eine Substanz, die beim gesunden Menschen bestimmte Krankheitssymptome hervorruft, einen kranken Menschen mit eben diesen oder ähnlichen Symptomen zu heilen vermag. Dieses Wirkprinzip der Homöopathie beschreibt der Satz »Ähnliches möge mit Ähnlichem geheilt werden« (lateinisch: »*similia similibus curentur*«).
Homöopathische Mittel, die dies deutlich machen:

- *Apis*, die Biene (Seite 99), hilft bei Wespen- und Bienenstichen
- *Coffea*, der Kaffee (Seite 105), hilft bei Schlaflosigkeit und nervöser Überreiztheit
- *Urtica urens*, die Brennnessel (Seite 122), hilft bei leichten Verbrennungen

Hahnemann, seine Mitarbeiter und später seine Nachfolger machten mit den vielen pflanzlichen, tierischen und

mineralischen Substanzen Versuche an sich und gesunden Testpersonen. Bei dieser als »Arzneimittelprüfung« bezeichneten Vorgehensweise wurden alle Symptome, die nach Einnahme einer Testsubstanz auftraten, detailliert aufgezeichnet. Zusammen mit eventuell schon bekannten Beschreibungen von Vergiftungssymptomen entstand für jede Substanz ein eigenes Arzneimittelbild. Die Homöopathie baut somit auf einem streng wissenschaftlichen System auf.
In der Zeit, in der es noch keine Antibiotika gab, erzielte die Homöopathie auch bei schweren Infektionskrankheiten (bei denen heute natürlich Antibiotika zum Einsatz kommen) sensationelle Erfolge. Bei der durch übermäßige Anwendung ständig zunehmenden Resistenz von Erregern gegen Antibiotika gewinnt die Homöopathie auch hier wieder zunehmend an Bedeutung.

Potenzieren: Kräfte entfalten

Um Vergiftungen und überschießende Reaktionen zu vermeiden, werden in der Homöopathie hohe Verdünnungen der Wirksubstanz eingesetzt. Hahnemann entwickelte eine spezielle Methode der Verdünnung, bei der die Substanz schrittweise verdünnt und nach jedem Verdünnungsschritt kräftig rhythmisch verschüttelt wird. Obwohl zu erwarten wäre, dass die Wirkung mit zunehmender Verdünnung abnimmt, bewirkt diese Methode, dass sich die Kräfte (die Potenz) des Mittels stärker entfalten. Hahnemann sprach deshalb nicht vom Verdünnen, sondern vom »Potenzieren«. Moderne biophysikalische Messmethoden belegen, dass homöopathisch potenziertes Wasser in der Lage ist, Information zu speichern und zu übermitteln (Seite 6).

Individuelle und sanfte Behandlung

Die homöopathische Behandlung richtet sich nicht nur nach der Diagnose (etwa Husten, Schnupfen oder Blasenentzündung), sondern vor allem nach den individuellen

Krankheitssymptomen. Trotz vieler Gemeinsamkeiten bei einem bestimmten Krankheitsbild reagiert jedes Kind doch auf die ihm eigene Weise. So wird verständlich, warum es beispielsweise für Husten unterschiedliche homöopathische Mittel gibt (nicht jeder Husten hat dieselben Symptome). Andererseits kann ein Mittel für unterschiedliche Krankheiten eingesetzt werden. Homöopathika stimulieren und regulieren die Selbstheilungsprozesse des Körpers (das Immunsystem) und stärken damit Körper und Gesundheit. Konventionelle (allopathische) Medikamente dagegen – zum Beispiel Antibiotika – zielen häufig darauf ab, Erreger abzutöten. Damit nimmt man aber nicht nur die Schwächung des Immunsystems in Kauf, sondern oft auch Nebenwirkungen. Derartige Maßnahmen müssen sicher bei schweren, hochinfektiösen Erkrankungen eingesetzt werden, nicht aber bei jedem banalen Infekt.

Neueste Erkenntnisse

Für die moderne Forschung ist die Homöopathie in den letzten Jahren brandaktuell. Klinische Studien belegen heute zweifelsfrei, dass homöopathische Mittel bei vielen Erkrankungen wirkungsvoll helfen. Neueste bio- und quantenphysikalische Untersuchungen zeigen, dass homöopathisch aufbereitetes, also »potenziertes« Wasser Information speichern und übermitteln kann. Sowohl an Zellkulturen als auch an lebenden Organismen konnte in den letzten Jahren experimentell nachgewiesen werden, dass homöopathisch verdünnte und verschüttelte Substanzen selbst dann, beziehungsweise erst dann richtig wirksam sind, wenn kein einziges Molekül der Ursubstanz mehr in der Verdünnung zu finden ist. Noch steckt diese Forschung in den Kinderschuhen, und viele Fragen sind noch ungeklärt. Doch alles spricht dafür, dass die Homöopathie nicht nur wissenschaftlich auf einer fundierten Basis steht, sondern auch naturwissenschaftlich eine höchst wirksame Therapiemethode darstellt. Dies dürfte in den nächsten Jahren zu einem revolutionären Umdenken in der Schulmedizin führen. Man könnte schon jetzt von **der** Medizin des 21. Jahrhunderts sprechen.

Die Homöopathie basiert auf drei Grundregeln:

- Eine Substanz, die bestimmte Krankheitssymptome an einem gesunden Menschen hervorruft, kann eingesetzt werden zur Behandlung bei einem Kranken, der ähnliche oder gleiche Symptome aufweist.
- Die Potenzierung eines homöopathischen Mittels verstärkt die Heilwirkung der Substanz (Kraftentfaltung) und vermeidet (durch das Verdünnen beispielsweise giftiger Substanzen) ungewollte Nebenwirkungen.
- Mit Homöopathika wird nicht nur die Krankheit behandelt, sondern der einzelne Mensch – individuell nach der ihm eigenen Symptomatik.

Homöopathie – bei Kindern sehr bewährt

Schon lange ist bekannt, dass Kinder oft besser auf homöopathische Mittel ansprechen als Erwachsene. Auch hier bietet die moderne Wissenschaft eine Erklärung. Bisher dachte man, dass eine Erkrankung auf molekularer Ebene beginnt und durch gängige Tests (wie Urin- und Blutanalyse, EKG, Röntgen) nachgewiesen werden kann. Neue Erkenntnisse lassen nun erkennen, dass eine Krankheit schon auf biophysikalischer/bioenergetischer Ebene beginnt. Obwohl man die Krankheit auf dieser Ebene noch nicht mit den heute gängigen Tests bestätigen kann, reagiert unser Körper schon mit Missempfindungen und Krankheitssymptomen (die bei der homöopathischen Arzneimittelprüfung am Gesunden, Seite 5, übrigens schon zu finden sind!). Erst in einem zweiten pathologischen Schritt erreicht das Krankheitsgeschehen

die molekulare Ebene, wobei es anfangs akut ist und später chronisch werden kann.
Die homöopathische Behandlung sollte immer an dieser ersten, der biophysikalischen/bioenergetischen Ebene ansetzen; deshalb hat sie bei dem im Gegensatz zum Erwachsenen noch unbelasteten, noch in der Ausreifung befindlichen Immunsystem eines Kindes die beste, weil ungetrübteste Resonanz.
Anders als bei vielen Medikamenten der Schulmedizin gibt es bei der homöopathischen Behandlung zudem keine bekannten Neben- oder Wechselwirkungen.
Und sehr wichtig: Die homöopathischen Mittel als Globuli (= Zuckerkügelchen, auf denen die potenzierte Ursubstanz aufgetragen ist) sind bei Kindern jeden Alters sehr beliebt.

Welche Potenz ist zu wählen?

Die zur Selbstbehandlung von Kindern bewährten Potenzen sind im diesem Ratgeber bei jedem Mittel angegeben (zum Beispiel: Nux vomica **D12**).

Das Potenziersystem der Homöopathie erscheint zunächst verwirrend, ist aber leicht zu verstehen: Es gibt D-, C-, M- und LM- (= Q-) Potenzen.

- »D« steht für Verdünnung im Verhältnis 1:10,
- »C« für Verdünnung im Verhältnis 1:100,
- »M« ist eine Abkürzung für eine C1000-Potenz,
- »LM« oder »Q« für Verdünnungsschritte 1:50 000.

Um ein homöopathisches Mittel in D-Potenzen herzustellen, wird vom gelösten Ausgangsstoff, der Ursubstanz, 1 Tropfen mit 9 Tropfen Alkohol verdünnt und kräftig verschüttelt. So entsteht die D1-Potenz. Wird davon 1 Tropfen mit 9 Tropfen Alkohol verdünnt (und verschüttelt), ergibt dies die D2-Potenz. Ein Mittel in der Potenz D6 wurde folglich sechsmal hintereinander im Verhältnis 1:10 verdünnt und verschüttelt.

Je höher die Potenz, desto sanfter, sicherer und schneller wirkt das Mittel. Ein versierter Homöopath kann über die Art und Höhe der Potenz den einzelnen Menschen mit seiner Krankheit gezielt beeinflussen. Als Faustregel lässt sich sagen: Potenzen bis zur D12 (Tiefpotenzen) wirken mehr auf der körperlichen Ebene, mittlere Potenzen bis zur D30 oder C30 sowohl auf der körperlichen als auch der energetischen Ebene, Potenzen über der D30/C30 (Hochpotenzen) überwiegend auf der energetischen Ebene.
Das Wichtigste ist aber, das für den kleinen Patienten passende Mittel zu finden. Haben Sie ihm das richtige Mittel gegeben, gleichgültig, in welcher Potenz, dann wird es ihm fast immer besser gehen. Bei einem falschen Mittel wird sich der Krankheitszustand nicht bessern.

Bei der Selbstbehandlung bitte keine Hochpotenzen einsetzen!

Einnahme und Dosierung

Die homöopathischen Mittel sind erhältlich als Tropfen, Tabletten und Globuli. Wenn nicht anders aufgeführt, werden in diesem Ratgeber grundsätzlich Globuli empfohlen, da sie sich bei Kindern jeden Alters am besten bewährt haben. Da sie wenig Platz beanspruchen, werden sie bei der Zusammenstellung einer Hausapotheke bevorzugt (Seite 17).

- Der Zuckergehalt der Globuli ist bei der angegebenen Dosierung so gering, dass dies auch für die meisten Diabetiker unbedenklich ist.
- Da die Tropfen Alkohol enthalten, dürfen Kinder nicht damit behandelt werden!
- Die Tabletten bestehen aus Milchzucker und dürfen bei Laktoseintoleranz nicht gegeben werden.

Die richtige Dosierung

- Genaue Angaben zur Dosierung der homöopathischen Mittel und zur Häufigkeit ihrer Einnahme finden Sie auch auf der vorderen Umschlaginnenseite. Alle Angaben gelten nur für diesen Kompass!

Die Gabe eines einzelnen Mittels beträgt jeweils:

- **Bei einem Kleinkind (bis 3 Jahre):**
  3 Globuli oder $^1/_2$ Tablette (bei Babys in etwas Wasser aufgelöst oder auf einem Holz-/Plastiklöffel zerdrückt)
- **Bei einem Kind (3 bis 13 Jahre):**
  5 Globuli oder 1 Tablette
- **Bei einem Jugendlichen:**
  5–10 Globuli, 5–10 Tropfen oder 1–2 Tabletten

Berühren Sie das Mittel möglichst nicht; geben Sie es dem Kind direkt auf die Zunge. Homöopathika werden schon in der Mundschleimhaut vom Körper aufgenommen. Es ist empfehlenswert, das Mittel für 1 Minute im Mund zu behalten, also Globuli oder Tabletten im Mund zergehen zu lassen.
Geben Sie das Mittel nicht unmittelbar vor oder nach dem Essen, Trinken oder Zähneputzen. Die Mundschleimhaut sollte frei sein von fremdem Geschmack, da sonst die Mittel weniger gut wirken.

Wie häufig einnehmen?

Als Grundregel gilt: Je heftiger die Beschwerden Ihres Kindes, desto häufiger geben Sie das Mittel. Sobald sich sein Zustand bessert, geben Sie das Mittel seltener.

S: In hochakuten Fällen (beispielsweise bei sehr hohem Fieber oder starken Schmerzen) kann das Mittel alle 10 bis 30 Minuten gegeben werden (maximal 10 Gaben).

A: In akuten Fällen kann das Mittel alle 1 bis 2 Stunden gegeben werden (nicht länger als einen Tag). Sobald sich der Zustand bessert, verlängern Sie die Zeiträume zwischen den Gaben (alle 3, 4 oder 5 Stunden).
N: Geben Sie danach das Mittel 3-mal täglich. Das ist die Normaldosis bei nicht akuten Beschwerden.
C: Bei chronischen, also schon länger bestehenden Beschwerden geben Sie das Mittel 2-mal täglich. Sobald das Kind sich wieder gesund fühlt, setzen Sie das Mittel ab. Geben Sie das Mittel nur dann wieder, wenn die Symptome erneut auftreten.

Symbole für die empfohlene anfängliche Dosierung:
S: **Im hochakuten Fall: alle 10 bis 30 Minuten**
(für maximal 10 Gaben)
A: **Im Akutfall: alle 1 bis 2 Stunden**
(für maximal 12 Stunden)
N: **Im Normalfall: 3-mal täglich**
C: **In chronischen Fällen: 2-mal täglich**

Aufbewahrung

Um ihre Wirksamkeit nicht zu verlieren, sollten homöopathische Mittel an einem kühlen, dunklen Ort aufbewahrt werden – nicht in der Nähe von stark riechenden Substanzen (Parfüme, ätherische Öle). Wie alle Arzneimittel sollten auch Homöopathika für Kinder unzugänglich aufbewahrt werden.

Antworten auf Fragen zur Anwendung

Wo sind homöopathische Mittel erhältlich?

Alle in diesem Ratgeber genannten Mittel – Globuli und Tabletten, auch die Tinkturen und die Tropfen – sind in jeder Apotheke ohne Rezept erhältlich. Viele Apotheken bieten auch bestückte Haus- und Reiseapotheken an (Seite 17 und 123).

Ich habe das Mittel in einer anderen als der empfohlenen Potenz – kann ich es meinem Kind geben?

In den Potenzen D6, C6, D12, D30, C30 können Sie das Mittel unbedenklich geben. Geben Sie eine D30-Potenz halb so oft wie eine D6-Potenz. Bei anderen Potenzen holen Sie sich bitte fachlichen Rat.

Können auch mehrere homöopathische Mittel zusammen gegeben werden?

Sollten für die Symptome Ihres Kindes mehrere Mittel zutreffen, können Sie zwei bis drei gleichzeitig oder im Wechsel geben – im Abstand von 15 bis 30 Minuten. Zwei der Mittel sollten dabei in niedrigen oder mittleren Potenzen (bis zur D15) gewählt, ein Mittel kann auch in einer höheren Potenz verabreicht werden (C30).

Was passiert, wenn mein Kind ein falsches Mittel nimmt?

Die Einnahme eines falschen Mittels kann Ihrem Kind (bei den hier aufgeführten Mitteln und den empfohlenen Potenzen) nicht schaden. Das Mittel wird aber auch nicht helfen. Sollte sich also der Krankheitszustand Ihres Kindes nicht bessern, dann überprüfen Sie bitte anhand der Symptome und dieses Ratgebers, ob Sie das passende Mittel gegeben haben. Überprüfen Sie auch, ob das Mittel richtig eingenommen wurde (Seite 10).
In diesem Ratgeber sind nur die gängigsten der über 2000 homöopathischen Mittel aufgeführt. Wenn die Symptome Ihres Kindes zu keinem der angeführten Mittelbilder richtig passen und sich sein Zustand nicht bessert, dann sprechen Sie bitte mit einem in der Homöopathie ausgebildeten Arzt oder Heilpraktiker.

Welche Reaktionen sind nach dem Einnehmen des Mittels zu erwarten?

- *Das Mittel hilft:* Es zeigt sich eine deutliche Besserung im Befinden des Kindes, sowohl körperlich als auch psychisch. Meist tritt zuerst eine Besserung des Allgemeinbefindens ein, gefolgt von einer Besserung der spezifischen Beschwerden.

- *Das Mittel hilft nicht:* Die Beschwerden bleiben bestehen und werden schlimmer. Meist haben Sie dann das falsche Mittel gewählt.
- *Das Mittel hilft anfangs gut, dann aber nicht mehr:* Bitte überprüfen Sie zunächst, ob sich die Symptome bei Ihrem Kind verändert haben. Veränderte Symptome müssen mit einem anderen Mittel behandelt werden. Notieren Sie die neuen Krankheitszeichen und suchen Sie nach dem dafür passenden Mittel.

Gelegentlich kann es vorkommen, dass nach der Einnahme von homöopathischen Mitteln die Krankheitssymptome anfangs etwas schlimmer werden. Diese Heilkrise ist ungefährlich, meist nur von kurzer Dauer und als gutes Zeichen zu werten, da nun die körpereigenen Abwehrkräfte gegen die Krankheit vorgehen. Warten Sie mit der nächsten Gabe des Mittels, bis diese Erstreaktion (auch »Erstverschlimmerung« genannt) abgeklungen ist. Danach bessert sich das Allgemeinbefinden Ihres Kindes, und die Krankheitssymptome verschwinden. Auch ein Fieberschub kann als Erstreaktion auftreten, wenn der Organismus versucht, hitzeempfindliche Erreger durch Überwärmung abzutöten. Sollten die Symptome bestehen bleiben oder sollten Sie sich nicht sicher sein, dann setzen Sie sich bitte mit Ihrem Arzt oder Heilpraktiker in Verbindung.

Wann stellt sich eine Besserung ein?

Das kommt auf die Beschwerden an.
Als Faustregel gilt:
Je akuter die Beschwerden, desto rascher wird das Mittel helfen. Je länger die Beschwerden schon bestehen oder je unbedenklicher sie erscheinen, desto länger müssen Sie erfahrungsgemäß warten, bis sich das Befinden Ihres Kindes bessert.

Können Wechselwirkungen mit anderen Medikamenten und Therapien auftreten?

Bei den aufgeführten Mitteln mit ihren empfohlenen Potenzen treten keine Wechselwirkungen mit anderen Medikamenten oder Therapien auf. Tatsächlich können homöopathische Mittel und andere Medikamente einander zu einer sinnvollen Therapie ergänzen. Ohne Rücksprache mit dem Kinderarzt dürfen Sie ein von ihm verordnetes Medikament nicht absetzen.

Können Kinder jeden Alters mit homöopathischen Mitteln behandelt werden?

Ja, Kinder, Kleinkinder und Säuglinge können ohne Bedenken die empfohlenen Mittel einnehmen.

Was ist während einer homöopathischen Behandlung zu beachten?

Um die feinstoffliche Wirkung homöopathischer Mittel nicht zu stören, sollten einige Verhaltensregeln beachtet werden: Kaffee (den die stillende Mutter trinkt), Menthol (in Zahnpasta), Kampfer und andere ätherische Öle können die Wirkung stören. Drogenmissbrauch (auch Alkohol!), verschiedene konventionelle Medikamente, Operationen, auch eine Zahnbehandlung können die Wirkung aufheben. Ein körperlicher und ein emotionaler Schock sind gleichermaßen schädlich.
Kurz: Alles, was Ihr Kind körperlich oder seelisch aus dem Gleichgewicht bringen kann, sollte vermieden werden. Eine gesunde ausgewogene Ernährung, ausreichend Ruhe und Schlaf unterstützen die heilende Wirkung der Mittel.

Kann ich eine homöopathische Behandlung mit anderen Therapieformen verbinden?

Da homöopathische Mittel die Selbstheilungskräfte anregen und regulieren, kann die Behandlung sehr gut zusammen mit anderen naturheilkundlichen Therapien wie Akupunktur, Kräuterheilkunde, Ernährungs- und

Bachblüten-Therapie durchgeführt werden. Auch die Kombination mit schulmedizinischen und zahnärztlichen Behandlungsmethoden hat sich bewährt.

Mein Kind ist gerade in homöopathischer Behandlung. Kann es zusätzlich homöopathische Mittel einnehmen?

Dies besprechen Sie bitte mit dem/der behandelnden Therapeuten/Therapeutin. Er/sie kann am besten entscheiden, ob und in welchem Fall weitere Homöopathika angebracht sind. Sollte er/sie nicht erreichbar sein, können Sie bei akuten Störungen seine/ihre Basisbehandlung vorübergehend absetzen und nach Beseitigung der Störung wieder aufnehmen. Bitte informieren Sie Ihren Therapeuten/Ihre Therapeutin über die Selbstbehandlung, wenn er/sie wieder erreichbar ist.

Mein Kind hat aus Versehen eine ganze Packung eines homöopathischen Mittels gegessen! Ist das schädlich?

Die in diesem Ratgeber aufgeführten Mittel und die empfohlenen Potenzen wurden so gewählt, dass es bei einer versehentlichen einmaligen Überdosierung des Mittels nicht zu einer Schädigung durch den Inhaltsstoff kommen kann. Bei Kindern mit Diabetes oder Laktoseintoleranz ist jedoch zu beachten, dass die Globuli aus Zucker und die Tabletten aus Milchzucker bestehen. Die Tropfen haben einen sehr hohen Alkoholgehalt (50 bis 70 %). Im Zweifelsfall sprechen Sie bitte mit Ihrem Arzt, Heilpraktiker oder Apotheker.

Wann ist es ratsam, einen in der Homöopathie ausgebildeten Arzt oder Heilpraktiker zu konsultieren?

Die Homöopathie kann alleine oder neben anderen naturheilkundlichen Therapien sehr erfolgreich bei Allergien, Asthma, Hautproblemen und anderen chronischen Beschwerden eingesetzt werden. Die Behandlung erfordert allerdings zum einen genaueste Beobachtung des Kindes mit seinen typischen Reaktionsweisen, zum anderen ein qualifiziertes Wissen über Homöopathie. Denn bei chronischen Beschwerden kommen oft Konstitutionsmittel zum Einsatz, die einen besonders tief greifenden Einfluss auf das Krankheitsgeschehen und die Gesundung haben. Eine Konstitutionsbehandlung kann nur ein erfahrener Therapeut durchführen.

Wann ist es ratsam, einen qualifizierten Arzt oder Heilpraktiker zu konsultieren?

- Immer dann, wenn die Krankheitssymptome bedrohlich, sehr heftig oder ungewöhnlich sind.
- Immer dann, wenn die Krankheitssymptome nicht besser oder gar anhaltend schlimmer werden.
- Immer dann, wenn in diesem Ratgeber eine fachliche Abklärung empfohlen wird.
- Immer dann, wenn Sie sich bei der Selbstbehandlung Ihres Kindes nicht sicher fühlen oder sein Allgemeinbefinden sehr angegriffen ist.
- Bei allen chronischen, lange anhaltenden oder wiederholt auftretenden Krankheiten Ihres Kindes.

In diesem Ratgeber empfehle ich die Selbstbehandlung von Kindern grundsätzlich nur in den Fällen, in denen Sie noch nicht den Kinderarzt oder Heilpraktiker aufsuchen würden. Bei einem heftigen Krankheitsgeschehen und in allen Notfällen können die empfohlenen Mittel aber bis zum nächstmöglichen Behandlungstermin oder bis zum Eintreffen des Arztes Linderung verschaffen.

Bitte beachten Sie: Sollte die Krankheit Ihres Kindes trotz Behandlung länger als gewöhnlich andauern oder sollten die Krankheitssymptome ernst, sehr heftig und ungewöhnlich sein oder die Beschwerden nicht besser werden, dann suchen Sie bitte einen Arzt oder Heilpraktiker auf.

Die homöopathische Hausapotheke

Gerade bei Kindern ist es von Vorteil, das richtige Mittel gleich zur Hand zu haben. So können Sie kleinere Notfälle und Alltagsbeschwerden in ihren Anfängen behandeln und somit oft schon im Keim ersticken.
Dazu ist eine kleine Hausapotheke oder, besser noch, die umfangreichere Taschenapotheke sehr praktisch. Beide Zusammenstellungen nehmen nicht viel Platz ein; die in Glasröhrchen abgefüllten Globuli sind geschützt durch eine Ledertasche, die nicht größer ist als ein Federmäppchen (Seite 123).

Acht Mittel für Ihre kleine Hausapotheke

Aconitum C30 für Schock, Folgen von Schock oder Schreck; für hohes Fieber
Arnica C30 für alle Verletzungen und Unfälle
Arsenicum album D12 für Brechdurchfall und leichtere Lebensmittelvergiftungen
Ferrum phosphoricum D12 für Fieber
Hypericum D12 für Verletzungen von Nerven, Quetschung von Fingern und Zehen
Ledum D12 für Stiche und Bisse, Stichwunden
Rhus toxicodendron D12 für Verstauchungen und Zerrungen
Rescue remedy (**Notfall-Tropfen und -Salbe**) für alle kleineren und größeren Notfälle, leichte Verbrennungen, Panikattacken, Stress

Für die Taschenapotheke empfehle ich 55 Mittel. Mit ihnen können Sie einen Großteil der alltäglichen Beschwerden bei Kindern behandeln. Auch die wichtigsten Typenmittel sind darin enthalten (Seite 92).
In diesem Ratgeber sind weit mehr Mittel erwähnt; die in den Behandlungskapiteln mit einem **Sternchen*** versehenen Mittel werden nicht weiter vorgestellt.

55 Mittel für Ihre Taschenapotheke

Acidum phosphoricum D6
Aconitum C30
Allium cepa D6
Antimonium crudum D12
Antimonium tartaricum/ Tartarus stibiatus D6
Apis D12
Argentum nitricum D12
Arnica C30
Arsenicum album D12
Belladonna D12
Borax D6
Bryonia D12
Calcium carbonicum D12
Calcium phosphoricum D6
Cantharis D12
Chamomilla D12
China D6
Cocculus D6
Coffea D12
Colocynthis D12
Cuprum metallicum D12
Drosera D6
Dulcamara D12
Eupatorium perfoliatum D12
Euphrasia D6
Ferrum phosphoricum D12
Gelsemium D12
Graphites D12
Hepar sulfuris D12
Hypericum D12
Ignatia D12
Ipecacuanha D12
Kalium bichromicum D12
Kalium phosphoricum D6
Lachesis D12
Ledum D6
Luffa D6
Lycopodium D12
Magnesium phosphoricum D12
Mercurius solubilis D12
Natrium chloratum D12
Nux vomica D12
Phosphorus D12
Phytolacca D12
Podophyllum D8
Pulsatilla D12
Rhus toxicodendron D12
Ruta D6
Silicea D12
Spongia D6
Staphisagria D12
Sulfur D12
Symphytum D6
Thuja D12
Urtica urens D6

Für Säuglinge zusätzlich:
Aethusa D6 (Seite 98) und
Sambucus D3 (Seite 119).

Außerdem sollten Sie im Haus haben:

- ***Tropfen:*** Rescue-remedy-Tropfen (Notfall-Tropfen), Euphrasia-Augentropfen
- ***Salben:*** Rescue-remedy-, Arnica- und Symphytum -Salbe
- ***Urtinktur:*** Hypericum (10 ml), Calendula (10 ml)
- ***Globuli in 10g-Fläschchen:*** Echinacea D2, Ferrum phosphoricum D12, Okoubaka D2

So finden Sie das richtige Mittel

Die Behandlung mit homöopathischen Mitteln richtet sich nach den Krankheitszeichen (Symptomen) des Kindes. Sie gilt es zu erfragen, bei Kleinkindern besonders gut zu beobachten und gegebenenfalls zu notieren. Vier wichtige Fragen sollten als Erstes immer geklärt werden:

- Seit wann bestehen die Beschwerden?
- Wo sitzen die Beschwerden?
- Wie sehen die Krankheitssymptome aus?
- Was bessert oder verschlimmert die Beschwerden?

Besonders hilfreich bei der Mittelfindung sind ein möglicher Grund oder Auslöser für die Beschwerden (Beispiele: Kälte, Nässe, Wind); auffallende Symptome (Beispiel: starke stechende Schmerzen bei der allerkleinsten Bewegung); absonderliche Symptome (Beispiel: Übelkeit wird durch Essen besser); besondere Bedürfnisse oder Abneigungen (Beispiele: starkes Verlangen nach Saurem oder Abneigung gegen Fleisch); die psychische Verfassung des Kindes (Beispiele: es ist sehr reizbar, es will getragen werden, es ist weinerlich und anlehnungsbedürftig).

Wichtige Fragen, die Sie sich oder Ihrem Kind in diesem Zusammenhang stellen sollten:

- **Temperaturempfinden:** Ist es dem Kind heiß oder kalt? Will es aufgedeckt sein oder an der Heizung sitzen? Hat es Fieber?
- **Schweiß:** Schwitzt das Kind? Wenn ja, nur stellenweise (am Hinterkopf, an den Füßen)? Wann (nachts, nach Anstrengung)? Geruch?
- **Absonderungen** (aus Nase, Ohren, Mund, Darm): Aussehen? Konsistenz? Geruch?
- **Appetit** (Heißhunger) und **Durst:** auf Kaltes, Warmes, Eis, Salz, Süßes? Appetit- und/oder durstlos?
- **Zeit:** Werden die Beschwerden zu einer bestimmten Uhrzeit besser oder schlimmer?
- **Allgemeinbefinden:** beeinträchtigt oder nicht? Ist das Kind apathisch, gereizt, ängstlich, weinerlich?

Die Mittelwahl

- **Suchen Sie das für Sie richtige Kapitel** – Inhaltsverzeichnis und Beschwerdenregister helfen: *Erste-Hilfe-Maßnahmen, Körperliche Beschwerden, Störungen des Allgemeinbefindens, Kinderkrankheiten.*
- **Die Beschwerden** sind in allen Kapiteln **von A–Z,** also in alphabetischer Reihenfolge zusammengestellt.
- **Zwischenübersichten mit einem wichtigen Detail der Beschwerden** grenzen die Zahl der in Frage kommenden Mittel ein und erleichtern Ihnen die Wahl.
- Unter dem Stichwort »**Allgemein bewährt**« finden Sie Mittel, die sich bei der jeweiligen Beschwerde besonders gut bewährt haben. Sie können alleine oder zusätzlich zu anderen Mitteln eingenommen werden.
- **Vergleichen Sie die Beschwerden Ihres Kindes mit den Beschreibungen.** Sie finden dabei unterschiedliche Schriftbilder (**fett,** *kursiv,* normal gedruckt), die über die Gewichtung der Symptome Auskunft geben: von wichtig zu weniger wichtig.
- **Das passende Mittel ist neben der ähnlichsten Beschreibung der Beschwerden** in der rechten Spalte genannt – mit Angabe der geeigneten Potenz und

dem Symbol für die Anfangsdosierung (Erläuterungen → vordere Umschlaginnenseite und Seite 10).

- **Beachten Sie Warnhinweise und Querverweise.**
- **Überprüfen Sie Ihre Mittelwahl:** Vergleichen Sie die Beschwerden Ihres Kindes mit den Leitsymptomen des gewählten Mittels (»Leitsymptome wichtiger homöopathischer Mittel«, Seite 96). Es müssen nicht alle Leitsymptome bei Ihrem Kind erkennbar sein. Versuchen Sie, das zu Ihrem Fall ähnlichste Mittel zu finden, das Mittel, zu dem die Beschreibung am besten passt!

Beispiele, die Ihnen helfen

Die folgenden Krankheitsfälle zeigen Ihnen beispielhaft, wie Sie vorgehen, um das passende Mittel zu finden.

Fall 1: Fall auf den Kopf

Dirk, 3 Jahre alt, fällt im Urlaub auf einer kleinen griechischen Insel beim Spielen von einem 1,50 m hohen Tisch und knallt mit dem Kopf hart auf den Steinboden. Für einen kurzen Moment scheint er fast bewusstlos, dann beginnt er wie am Spieß zu schreien.

So gehen Sie vor

- Sie suchen im Kapitel *Erste Hilfe mit Homöopathie* (Seite 24) nach dem Stichwort »Gehirnerschütterung/Kopfverletzung« (Seite 27)

Gehirnerschütterung/ Kopfverletzung (R)

*Bei jeder Gehirnerschütterung/Kopfverletzung – **zum Arzt!***

Erstes Verletzungsmittel	Arnica C30 (S)
Bei Nervenverletzung mit schießenden Schmerzen (auch Schleudertrauma)	Hypericum D12 (S)

- Nach der Beschwerde finden Sie ein (R), das auf die Anwendung von Rescue Remedy (Notfall-Tropfen, Seite 17) hinweist. Dieses Mittel bewährt sich neben Arnica bei allen Notfällen, bei Schock und Verletzungen.

Die Behandlung

Der Junge bekommt 3 Tropfen Rescue Remedy, das ich in der Hosentasche hatte, direkt auf die Zunge und hört schlagartig zu weinen auf. Die zufällig anwesende Kinderärztin und die Eltern waren völlig verblüfft, der Junge o. k.

FALL 2: OHRENSCHMERZEN UND FIEBER

Natasha, 5 Jahre alt, bekommt an einem Spätnachmittag nach dem Baden plötzlich Fieber. Zudem beginnt ihr rechtes Ohr zu schmerzen. Um 20 Uhr ist das Fieber schon knapp über 39°C, Natashas Gesicht ist heiß, gerötet, die Augen glänzen, das rechte Ohr ist rot. Sie redet wirres Zeug im Fiebertraum, wacht auf und weint, weil das Ohr, ja ihr ganzer Kopf ganz schrecklich pochen. Sie hat wenig Durst.

So gehen Sie vor

- Sie suchen unter den körperlichen Beschwerden nach »Erkältung/Grippe/Fieberhafter Infekt« und studieren die Beschreibungen. Sie finden auf Seite 44:

PLÖTZLICHER UND HEFTIGER BEGINN DER BESCHWERDEN; EVENTUELL MIT RASCH ANSTEIGENDEM FIEBER ÜBER 39 °C

• Fieber meist nachmittags, abends und nachts; anfangs trockene, dann **dampfende, feuchte Haut;** *Folge von* feuchtkalter Luft oder nassem Haar; *wenig Durst* auf Limonade oder Saures; *heißer Kopf, glänzende Augen;* das Kind will zugedeckt sein, hat *klopfende Empfindungen* und *wirre Fantasien*	**Belladonna D12** (S)

Unter »Ohrenschmerzen« finden Sie auf Seite 61:

Eher stürmischer Beginn mit heftigen Schmerzen und Fieber

• **plötzlich heftige, klopfende Ohrenschmerzen,** *schlimmer abends, durch Erschütterung, Berührung, Kälte;* Hitze- und Druckgefühl im Ohr, *Gesicht und Ohr tomatenrot; weite Pupillen*; hohes Fieber, **wenig Durst**	**Belladonna D12** Ⓢ

Wie Sie sehen, deckt Belladonna Natashas Symptome sehr gut ab.

➤ Nun studieren Sie die Leitsymptome von Belladonna im Kapitel »Leitsymptome wichtiger homöopathischer Mittel« (Seite 101). Sie erkennen, dass das Mittel sehr gut passt.

Die Behandlung

Natasha wird eine Gabe Belladonna D12 gegeben. Darauf schläft sie ein, und das Fieber steigt für eine Stunde auf knapp 40 °C (Erstreaktion, Seite 13). Dann beginnt sie zu schwitzen, und das Fieber sinkt allmählich. Das Mittel wird noch 3-mal vor Mitternacht gegeben; bis dahin ist das Fieber auf 37,8 °C gesunken, das Ohr tut nicht mehr weh. Am nächsten Morgen ist der Spuk vorbei.

Erste Hilfe mit Homöopathie

Homöopathische Mittel haben sich in Notfällen seit mehr als 200 Jahren hervorragend bewährt; gerade bei den kleineren Un- und Notfällen von Kindern sprechen die Mittel oft erstaunlich rasch und gut an.

- Bitte halten Sie sich trotzdem immer vor Augen: Die Empfehlungen in diesem Kompass sind keine Anleitung zur Selbstbehandlung bedrohlicher oder gar lebensgefährlicher Verletzungen!

> Zögern Sie vor allem im Notfall nie, einen Arzt oder Notarzt zu rufen! Bevor Sie ein homöopathisches Mittel geben, müssen Sie immer zuerst die allgemeinen Erste-Hilfe-Maßnahmen ausführen, die Sie in Erste-Hilfe-Kursen, etwa beim Roten Kreuz oder beim Malteser-Hilfsdienst, erlernen können.

Die beiden wichtigsten Erste-Hilfe-Mittel

Rescue Remedy (Notfall-Tropfen/-Salbe)

Das Notfallmittel der Bachblüten-Therapie geben Sie

- immer dann, wenn Sie in diesem Kapitel ein (R) neben der Beschwerde finden
- gegen Schock bei Notfall und Verletzung jeglicher Art **sowohl beim Kind als auch beim Helfer**
- **bei Schreck, Angstzuständen, Verletzungen, Verbrennungen, Bewusstlosigkeit, Unfällen, vor und nach Operationen**

Sehr bewährt bei Kindern: bei allen kleineren Schocks und Verletzungen

Anwendung: Immer wieder 2–4 Tropfen pur direkt auf die Zunge oder 10 Tropfen auf ein Glas Wasser schluckweise trinken lassen oder die Lippen mit dem Wasser aus dem Glas benetzen (auch für Kompressen verwendbar). Die Salbe so oft wie nötig sanft auftragen.

ARNICA C30, SEITE 100

ARNICA C30, SEITE 100

Das Verletzungsmittel für alle (Un-)Fälle
- gegen Verletzungsschock, Schmerzen, Schwellung, Entzündung und Bluterguss (innerlich als Globuli/Tabletten und als Salbe)
- wirkt blutstillend und beschleunigt die Wundheilung (nur innerlich)

AUGENVERLETZUNG (R)

Erste-Hilfe-Maßnahmen sind vorrangig. Bei jeder Verletzung der Augen – ***zum Arzt!***

SOFORTMASSNAHMEN BEI AUGENVERLETZUNGEN

• **Verletzung durch Fremdkörper;** heftige Schmerzen; lindert den anfänglichen Schock	**Aconitum C30** (S)
• **wichtigstes Verletzungsmittel**	**Arnica C30** (S)

PRELLUNG DES AUGES MIT BLUTERGUSS

• **beim blauen Auge;** mit Bluterguss, wenn kalte Auflagen erleichtern	**Ledum D12** (A)
• **stumpfe Prellung** von Auge und Gesichtsknochen durch Schlag, Fall oder Ball	**Symphytum D6** (A)

SCHNITTARTIGE VERLETZUNG

• Verletzung durch Messer oder Dornen (im Wechsel mit Arnica)	**Staphisagria D12** (A)

A

Nach der Entfernung eines kleinen Fremdkörpers

• **äußerliche Behandlung:** Augenbad oder Waschung (10 Tropfen Tinktur auf 0,2 Liter keimfreies Wasser)	**Calendula Tinktur** (N)

Bluterguss/Prellung/Quetschung (R)

• Erstes Mittel bei jeder Art von Verletzung *(bei intakter Haut auch Arnica-**Salbe** äußerlich –* (N) oder 1- bis 3-mal täglich)	**Arnica C30** (S)

Bluterguss

• **bei einem großen Bluterguss,** der sich schwarzgrün verfärbt; *nach Arnica*	**Ledum D12** (A)

Quetschung oder Prellung von nervenreichem Gewebe (wie Steißbein, Zehen, Finger)

• bei Schädel-, Wirbelsäulen- und Steißbeinprellung; bei Quetschung von Fingern und Zehen *(auch als Hypericum-**Tinktur** äußerlich* (N) oder 1-bis 3-mal täglich)	**Hypericum D12** (S)

Verletzung von Knochen und Knochenhaut

• **Prellung der Knochen,** auch der Gesichtsknochen, des Auges; bei umgeknickten Knöcheln (auch als Symphytum-**Salbe** äußerlich (N) oder 1-bis 3-mal täglich)	**Symphytum D6** (A)
• Verletzung und Prellung der Knochenhaut; bewährt bei Schienbeinprellung	**Ruta D6** (A)

Gehirnerschütterung/ Kopfverletzung (R)

Bei jeder Gehirnerschütterung/Kopfverletzung – *zum Arzt!*

• **Erstes Verletzungsmittel**	**Arnica C30** (S)
• **bei Nervenverletzung** mit schießenden Schmerzen (auch Schleudertrauma)	**Hypericum D12** (S)

Insektenstiche

• Vorbeugend gegen Mückenstiche: 1-mal täglich 1 Gabe	**Staphisagria D12**
• **bei Bissen und Stichen aller Art;** auch bei Zeckenbiss	**Ledum D6** (S)
• **bei Bienen- und Wespenstichen sowie allergischen Reaktionen;** blassrote Schwellung; stechende, juckende Schmerzen; besser durch kühle Umschläge	**Apis C30** (S)
• **nesselartiger Ausschlag** (wie von einer Brennnessel)	**Urtica urens D6** (S)
• starker Juckreiz und allergische Reaktionen	**Cardiospermum* D2** (S)

K

Knochenverletzungen (R)

Unterstützend zur konventionellen ärztlichen Behandlung

• **Schockmittel** und bei anfangs unerträglichen Schmerzen	**Aconitum C30** (S)
• **wichtigstes Verletzungsmittel**	**Arnica C30** (S)
• **die allergeringste Bewegung schmerzt unerträglich**	**Bryonia D12** (S) →

bei allen Arten von Knochen- und **Knochenhautverletzungen**	**Ruta D6** (A)
unterstützend bei jeglicher Art von **Knochenbruch;** bewährt bei Prellung der Gesichtsknochen	**Symphytum D6** (A)
wenn Brüche **schlecht heilen** oder die Knochen schlecht zusammenwachsen	**Calcium phosphoricum D6** (N)

Nasenbluten

Mit großer Angst und Unruhe	**Aconitum C30** (S)
durch Verletzungen und Schlag	**Arnica C30** (S)
hellrotes Blut; Nasenbluten bei Fieber; das Kind wirkt schnell erschöpft, nervös und errötet leicht	**Ferrum phosphoricum D12** (S)
bei häufigem Nasenbluten **mit hellrotem Blut**	**Phosphorus D12** (S)
bei häufigem Nasenbluten **mit dunklem venösem Blut**	**Hamamelis* D6** (S)
äußerlich: als (kalte) Kompresse ins Nasenloch (5 bis 10 Minuten)	**Calendula Tinktur**

Operationen, vorher und danach (R)

In Absprache mit dem Arzt!

Bei Operationen aller Art; auch schon 1–3 Tage vor der Operation 1–2-mal täglich vorbeugend	**Arnica C30** (A)
nach einer Operation (im Wechsel mit Arnica)	**Staphisagria D12** (A)

bei unerträglichen Schmerzen nach einer Operation; unruhig, gereizt, ärgerlich	**Chamomilla D12** (A)
bei Nervenschmerzen (und wenn Chamomilla nicht hilft)	**Hypericum D12** (A)

Übelkeit nach Narkose

Mit Brechreiz ohne Erbrechen; *Erbrechen erleichtert*	**Nux vomica D12** (A)
mit Erbrechen; *warme Getränke werden besser vertragen*	**Arsenicum album D12** (A)
mit Erbrechen; *großer Durst auf kalte Getränke*	**Phosphorus D12** (A)
mit andauerndem Erbrechen; Erbrechen erleichtert nicht	**Ipecacuanha D12** (A)

Schock nach Unfall und Verletzung (R)

Erste-Hilfe-Maßnahmen vorrangig. ***Zum Arzt!***

Bei jeglicher Art von **Schock- oder Panikzustand** nach Unfall; Furcht zu sterben	**Aconitum C30** (S)
bei Verletzungsschock; wirkt auch entzündungswidrig und blutstillend	**Arnica C30** (S)

Sonnenbrand

Die **Haut ist knallrot, heiß, brennt** und ist sehr empfindlich; mit klopfenden Schmerzen	**Belladonna D12** (A)
kleine weiße Bläschen auf rotem Grund, wie von einer Brennnessel; Brennen und Jucken	**Urtica urens D6** (A)
wenn sich Bläschen bilden und die Haut stark brennt	**Cantharis D12** (A)

Sonnenstich (R)

Bei Bewusstseinstrübung und wenn die Beschwerden nicht schnell besser werden – ***zum Arzt!***

Roter Kopf, wird beim Aufsitzen blass; trockene Haut; unruhig und voller Angst	**Aconitum C30** (S)
blassroter Kopf; Benommenheit; stechende Schmerzen mit Übelkeit und Erbrechen; kein Durst; kühle Umschläge tun gut	**Apis D12** (S)
knallroter Kopf, klopfende Kopfschmerzen; sehr erschütterungs- und lichtempfindlich; weite Pupillen	**Belladonna D12** (S)
hochroter Kopf, klopfende, berstende Kopfschmerzen, stierer Blick; verwirrt bis hin zur Ohnmacht	**Glonoinum* D12** (S)
dunkelroter Kopf; Gefühl, als platze der Kopf; Würgegefühl; kann keinerlei Enge ertragen; panische Angst und Unruhe	**Lachesis D12** (S)
dunkelroter Kopf; benommen, zittrig, schwach und lethargisch	**Gelsemium D12** (S)
Blässe; eingefallenes Gesicht; Ohnmacht, Schwäche, Schüttelfrost, ängstliche Unruhe, Durst auf Warmes, Übelkeit	**Arsenicum album D12** (S)

Verbrennungen/Verbrühungen (R)

Erste Hilfe-Maßnahmen vorrangig. Bei allen schweren und großflächigen Verbrennungen oder Verbrühungen – ***zum Arzt!***

Verletzungsschock

Mit Zittern, Angst, Unruhe, Frieren und Apathie	**Aconitum D12** (S)

** siehe Seite 17 unten*

Rötung der Haut

glühende, knallrote Haut; brennende, auch klopfende Schmerzen; sehr empfindlich	Belladonna D12 (S)
dunkelrote, sehr empfindliche Haut	Arnica C30 (S)
blassrote, geschwollene, glänzende Haut; brennende oder stechende Schmerzen, besser durch kaltes Wasser	Apis D12 (S)

Blasenbildung, brennende Schmerzen

kleine Bläschen auf rotem Grund; Brennen und Jucken	Urtica urens D6 (A)
stark brennende Schmerzen und Blasenbildung	Cantharis D12 (A)

Schlechte Abheilung

offene Brandwunden mit ätzenden, brennenden Schmerzen	Causticum* D12 (N)

Verrenkung/Verstauchung/Zerrung (R)

Bei Verdacht auf Knochenverletzung, Bänder-, Sehnen- oder Muskelriss – ***zum Arzt oder zum Heilpraktiker!***

Wichtigstes Schockmittel; wenn die Schmerzen unerträglich sind	Aconitum C30 (S)
wichtigstes Verletzungsmittel, auch bewährt bei Muskelkater und Folgen von Überanstrengung	Arnica C30 (S)
Schmerzen und Steifheit werden durch leichte Bewegung und Wärme besser; reißende Schmerzen; Schwellung; anfängliche Bewegung sehr schmerzhaft	Rhus toxicodendron D12 (A) →

• **die kleinste Bewegung bereitet große** stechende **Schmerzen;** heiße Schwellung △ **Besserung:** durch Ruhe, Kälte, festes Bandagieren	**Bryonia D12** (A)
• Zerrung von Bändern und Sehnen, der Gelenkkapsel; Gelenk gibt einfach nach, ist wie gelähmt; durch Überanstrengung	**Ruta D6** (A)
• Zerrungen und Risse von Gelenkbändern; bei umgeknicktem Fußgelenk mit Bluterguss, der später gelb und teigig wird (auch als Symphytum-**Salbe** äußerlich – (N) oder 1- bis 3-mal täglich)	**Symphytum D6** (A)

Wunden/Verletzungen (R)

Erste-Hilfe-Maßnahmen vorrangig. Bei größeren Verletzungen, starken Blutungen, tiefen Wunden sowie bei Wundentzündung – ***zum Arzt!***

• **Wichtigstes Schockmittel;** wenn die Schmerzen unerträglich sind	**Aconitum C30** (S)
• **wichtigstes Verletzungsmittel,** auch blutungstillend	**Arnica C30** (S)

Spezifische Wunden und Verletzungen

• **Nervenverletzungen;** ziehende oder schießende Schmerzen; bewährt bei Schürf-, Platz-, Riss-, Stich-, Biss- (nach Ledum) und Quetschwunden (von Fingern und Zehen) sowie Nagelverletzungen	**Hypericum D12** (S)
• **Verletzung von Sehnen, Bändern und Knochenhaut**	**Ruta D6** (S)
• **Knochenverletzungen;** bei Verletzung der Gesichtsknochen	**Symphytum D6** (S)

Schnitt- und Risswunden; auch bei Operationsschnitten; nach Vergewaltigung	**Staphisagria D12** (A)
Stich- und Bisswunden, wie durch Splitter, Nägel, Insekten oder Tiere; mit dumpfen, stechenden, auch schneidenden Schmerzen	**Ledum D12** (A)

Äusserliche Behandlung

Waschen mit verdünnter Tinktur wirkt antiseptisch, wundheilend und blutungstillend (als Kompresse); je stärker die Blutung, desto konzentrierter die Lösung	**Calendula oder Hypericum Tinktur** (N) (1:10 bis 1:1 mit keimfreiem Wasser verdünnt)

Entzündung

mit Rötung, Hitze und pochenden Schmerzen	**Belladonna D12** (S)
entzündete Stich- oder Bisswunden; mit blassroter Schwellung, Stechen, Jucken; **besser** durch kühle Anwendungen	**Apis D12** (S)
bläulich rote Entzündung mit großer Berührungs- und Hitzeempfindlichkeit	**Lachesis D12** (S)

Eiterung

mit stechenden Schmerzen, feuchte Wärme bessert die Beschwerden	**Hepar sulfuris D12** (N) →

W

eitrige, schmierige Beläge (wenn Hepar sulfuris nicht hilft)	**Mercurius solubilis D12** N
zum Austreiben von Fremdkörpern (wie Dornen, Splitter, Glas)	**Silicea D12** N

ZAHNBEHANDLUNG, VORHER UND DANACH R

Bei starken Beschwerden – *zum Zahnarzt!*

ANGST UND PANIK

Große Angst und Panik; rastlos getrieben	**Aconitum C30** S
Angst vor dem Zahnarztbesuch mit Schwäche und Zittern	**Gelsemium D12** S

ZAHNBEHANDLUNG

erstes Verletzungsmittel bei jeglicher Art von Zahnbehandlung (auch schon 1–2 Gaben vorab)	**Arnica C30** S
Nervenverletzung mit schießenden, ziehenden Schmerzen; nach gezogenen oder abgeschliffenen Zähnen (nach Arnica)	**Hypericum D12** A
anhaltende Blutung (nach Arnica)	**Phosphorus D12** S
äußerliche Behandlung: Spülen mit verdünnter Tinktur wirkt antiseptisch, wundheilend und blutungstillend (als Kompresse für 5–10 Minuten auf die Blutung legen); je stärker die Blutung, desto konzentrierter die Lösung	**Calendula Tinktur** N (1:10 bis 1:1 mit keimfreiem Wasser verdünnt)

→ **auch: Operationen (Seite 28), Ängste (Seite 75), Zahnschmerzen (Seite 71)**

Körperliche Beschwerden von A bis Z

In diesem Kapitel finden Sie die wichtigsten körperlichen Beschwerden von Kindern, vorgestellt in alphabetischer Reihenfolge. Bitte denken Sie immer daran, dass dieser Ratgeber als Hilfe nur für einfache Krankheiten und Beschwerden gedacht ist, die zu Hause behandelt werden können.

- Ausdrücklich sei an dieser Stelle für alle Zweifelsfälle zur Vorsicht gemahnt. Die einzige Gefahr der homöopathischen Selbstbehandlung Ihres Kindes liegt darin, dass Sie den Krankheitsprozess verschleppen. Deshalb:

Können Sie das richtige Homöopathikum zu den Beschwerden Ihres Kindes nicht finden oder fühlen Sie sich bei der Behandlung nicht sicher, dann wenden Sie sich bitte weiterhin an den Arzt oder Heilpraktiker.

Ein wichtiges Mittel

Echinacea D2

- steigert die Abwehrkräfte, stärkt das Immunsystem
- bewährt bei allen entzündlichen und fieberhaften Prozessen und immer dann, wenn Sie in diesem Kapitel ein E neben der Beschwerde finden

Anwendung: alle 1 bis 4 Stunden 1 Gabe. Geben Sie das Mittel nicht länger als 6 Wochen. Nicht bei Allergie gegen Korbblütler! Nicht bei chronischen oder Autoimmun-Erkrankungen!

Augenbindehautentzündung E

Anhaltende Beschwerden müssen in jedem Fall fachlich abgeklärt werden!

Allgemein bewährt

Augen tränen andauernd; die Tränen fühlen sich heiß an; das Auge ist rot, geschwollen, lichtempfindlich; das Kind blinzelt ständig; *Pupillen meist eng;* später eitriges Sekret	**Euphrasia D6** (A)
äußerliche Behandlung: Augenbad oder Waschung (je 10 Tropfen Tinktur auf 0,2 Liter keimfreies Wasser – (N) oder 1- bis 3-mal täglich)	**Euphrasia** oder/und **Calendula Tinktur**

Weitere Entzündungsmittel von akut zu eher eitrig

plötzlich heftige Schmerzen, schlimmer durch Augenbewegung; oft ausgelöst durch *Sand, Staub, durch kalten, trockenen Wind;* tränendes, rotes Auge fühlt sich heiß, trocken an	**Aconitum C30** (S)
Lider dick geschwollen; *Bindehaut prall und hell gerötet;* heißer Tränenfluss; brennende, stechende Schmerzen, Juckreiz; **besser durch kalte Auflagen;** Pupillen weit	**Apis D12** (A)
Auge brennt wie Feuer, besser durch feuchtwarme Kompressen; Kind ist sehr lichtscheu und unruhig	**Arsenicum album D12** (A)
knallrote Bindehaut; extrem lichtempfindlich; *plötzliche brennende, klopfende Schmerzen;* nur wenig Tränen; **Pupillen meist weit;** Folge von nasser Kälte, Zugluft und zu viel Sonne	**Belladonna D12** (S)
eitriges Sekret; Schmerzen schlimmer durch Kälte und **besser durch feuchtwarme Kompressen**	**Hepar sulfuris D12** (A)

• **reichlich mildes, gelbliches bis eitriges Sekret;** oft trockenes Gefühl in den juckenden, brennenden und geschwollenen Augen; *besser durch kalte Kompressen,* **schlimmer in der Wärme;** sehr lichtscheues Kind; reibt sich ständig die Augen. *Bei Masern!*	**Pulsatilla D12** (A)
• **Lider morgens eitrig verklebt;** Folge von Nässe und Kälte; *eitriger, scharfer, brennender Tränenfluss* ▿ **Verschlimmerung:** abends, durch Bewegung der Augen	**Rhus toxicodendron D12** (N)

Überanstrengung der Augen

• Reizung der Augen **durch Überanstrengung** *(Computer, TV);* das Kind reibt sich dauernd die geröteten, brennenden und müden Augen	**Ruta D6** (N)

Bauchkrämpfe/Blähungskoliken (Bauchschmerzen)

Kinder haben bei vielen Beschwerden (wie Ohrenschmerzen, Zahnung, Kränkung) auch Bauchkrämpfe. In diesen Fällen muss die Grundkrankheit berücksichtigt werden. Bauchschmerzen können vielfältige – auch bedrohliche – Ursachen haben (zum Beispiel Blinddarmentzündung). Bei allen starken oder ungewöhnlichen beziehungsweise nicht schnell zu lindernden Schmerzen – ***zum Arzt!***

• unerträgliche Schmerzen mit heißem, verschwitztem, rotem Gesicht; **machen das Kind wütend, rastlos;** es schlägt um sich, **will getragen werden,** weiß aber nicht, was es will	**Chamomilla D12** (S) →

das Kind krümmt sich zusammen, zieht die Beine an, wälzt sich umher, ist unruhig und ärgerlich; Bauchkoliken *besser durch Wärme, Stuhl- oder Blähungsabgang, festen Druck*	**Colocynthis D12** (S)
das Kind überstreckt sich nach hinten; anhaltende Krämpfe, Zusammenkrümmen verschlimmert	**Dioscerosa villosa* D6** (S)
Bauchkoliken besser **durch Wärme** (Wärmflasche, warmes Bad), *Reiben und Kneten des Bauches;* das Kind *krümmt sich vor Schmerzen*	**Magnesium phosphoricum D12** (S)
vor allem von 16–20 Uhr und nach Mehl- und Süßspeisen, Kohl, Bohnen, Zwiebeln (auch der stillenden Mutter); **Trommelbauch nach dem Essen, Kollern;** *das Kind mag keine enge Kleidung;* es runzelt die Stirn und hat schnell wieder Heißhunger	**Lycopodium D12** (A)
nach verdorbenem oder zu schwerem Essen, Ärger, Medikamenten und Drogen (auch der stillenden Mutter), krampfartige Schmerzen mit Blähung oder Verstopfung, besser durch Wärme, Vor- und Rückwärtskrümmen; das Kind ist gereizt	**Nux vomica D12** (S)
Koliken nach fetten Speisen, Obst, Gebäck, Eiscreme (auch der stillenden Mutter); **das Kind ist weinerlich, ängstlich und anhänglich**	**Pulsatilla D12** (S)

→ **auch Durchfall (Seite 40); Verstopfung (Seite 67)**

Blasenentzündung (E)

Wenn die Beschwerden nicht rasch besser werden oder hohes Fieber, Rücken- oder Bauchschmerzen (Verdacht auf Nierenentzündung) bestehen, rufen Sie bitte Ihren Arzt oder Heilpraktiker!

Plötzlicher, heftiger Beginn der Beschwerden, auch mit Fieber

• **plötzlich unerträglich brennende** Schmerzen; Harndrang, doch beim Wasserlassen kommen nur wenige Tropfen; das Kind schreit dabei; *Urin heiß, auch rötlich;* es ist durstig	**Aconitum C30** A
• **plötzlich auftretende,** brennende, krampfartige Schmerzen; *Unterleib äußerst empfindlich auf Druck und Erschütterung;* wenig Durst	**Belladonna D12** A

Stark brennende oder krampfartige Schmerzen beim Wasserlassen

• **brennende,** *schneidende* **Schmerzen** *vor,* **während** *und nach dem Urinieren; heftiger, andauernder Drang, Wasser zu lassen, es gehen aber immer nur wenige Tropfen ab*	**Cantharis D12** A
• **stechendes, brennendes Gefühl** in der Harnröhre; Gefühl, nicht fertig zu sein; das Kind geht häufig aufs Klo aus Angst, den Urin nicht halten zu können	**Apis D12** A
• **starke krampfartige Schmerzen** beim oft vergeblichen Versuch, Wasser zu lassen, **besser durch Wärme;** trotz voller Blase kommen nur Tröpfchen	**Nux vomica D12** A

Blasenreizung

• *häufiger Harndrang;* **die brennenden Schmerzen werden am Ende des Wasserlassens unerträglich;** im Sitzen geht oft nur wenig Urin ab; das Kind weint, bevor es aufs Klo muss	**Sarsaparilla* D6** A →

B

• **durch Verkühlung** (durch kalte Füße!); *häufiges Wasserlassen,* es brennt während und nach dem Urinieren; unwillkürlicher Harnabgang, vor allem nachts, durch Lachen oder Husten; anhängliches Kind ohne Durst	**Pulsatilla D12** A
• **durch die geringste Verkühlung** (feuchte Kälte); wenig Urin, dabei drückende Schmerzen, oft im letzten Teil der Harnröhre; **Urin ist trübe und übel riechend;** gereiztes Kind	**Dulcamara D12** A
• **Gefühl, die Blase sei zu voll;** nach dem Wasserlassen gleich wieder Harndrang; Inkontinenz	**Equisetum* D3** N

Durchfall

Vorsicht: Bei schwerem Durchfall kann es vor allem bei Kleinkindern durch den hohen Wasser- und Mineralstoffverlust schnell zu bedrohlichen Zuständen kommen *– zum Arzt!*

Allgemein bewährt

• **Verdauungsstörungen mit Durchfall** nach verdorbener Nahrung oder bei Infekten aller Art (auch als Reiseprophylaxe: 2-mal täglich 1 Gabe)	**Okoubaka D2** A

(Brech-)Durchfall mit Erbrechen und Schwäche

• **Verlangen nach Wärme; Durst auf warme Getränke**; *wässriger, übel riechender* Brechdurchfall **durch verdorbene Speisen,** *kalte Getränke, Obst und Eis;* brennende Schmerzen; das Kind ist blass, kalt, erschöpft, unruhig und ängstlich	**Arsenicum album D12** A

• **kalter Schweiß; Gesicht** (und Nasenspitze) **eiskalt und blass; aber Durst auf Kaltes;** *Übelkeit, Erbrechen*; krampfartige Schmerzen vor dem Durchfall; *wässrige Durchfälle nach verdorbener Nahrung*	**Veratrum album* D12** (A)

Durchfall mit Schwäche

• **schmerzloser, schaumig gelber Durchfall** *mit unverdauten Resten*; *nachts oder gleich nach dem Essen*, *nach Saurem und Obst*; mit starken, übel riechenden Blähungen	**China D6** (A)
• **nach zu viel Eiscreme, nach Obst oder fetten Speisen;** mit Übelkeit; das Kind ist blass, weinerlich und anhänglich; verlangt nach frischer Luft	**Pulsatilla D12** (A)
• **sauer riechender Durchfall,** vor allem nach Milch und Fett; Stuhl ist wässrig, milchig mit Unverdautem; Verlangen nach Eis, Eiern	**Calcium carbonicum D12** (N)

Vorwiegend krampfartige, schneidende Schmerzen

• **Blähungskoliken mit stinkendem, grünlichem Durchfall** *»wie gehackter Spinat«;* das Kind ist ungehalten, gereizt, wirft sich hin und her, **will getragen werden** → **bewährt** beim Zahnen, nach Ärger	**Chamomilla D12** (A)
• **grüne, schleimige Durchfälle mit übel riechenden Blähungen** nach Fruchtsaft, kalten Getränken, Eis und während der Zahnung	**Calcium phosphoricum D6** (N) →

D

• **das Kind krümmt sich vor Schmerzen,** rollt sich mit einem Kissen vor dem Bauch hin und her; es ist *ärgerlich und gereizt; Folge von Ärger, Obst*	**Colocynthis D12** (A)
• **stechende, schneidende Schmerzen, gieriger Durst auf Kaltes;** Durchfall *gelb, breiig und übel riechend,* nach der geringsten Bewegung; an heißen Tagen, nach kalten Getränken (wenn überhitzt getrunken), nach Ärger; Kind ist gereizt	**Bryonia D12** (A)

Durchfall vorwiegend am frühen Morgen

• *schaumiger, gelbgrüner, unverdauter, wund machender, stinkender* **Durchfall spritzt heraus;** mit Kollern und Gurgeln; **schlimmer nach dem Essen;** Schwäche nach dem Stuhlgang → bewährt während des Zahnens → bewährt bei Sommerdurchfällen	**Podophyllum* D8** (A)
• **chronischer, übel riechender Durchfall;** auch abwechselnd mit Verstopfung; brennender, wunder After → bewährt nach Antibiotika	**Sulfur D12** (C)

Durchfall durch Nervosität und Aufregung

• **durch Aufregung und Hektik** *(vor Prüfungen);* aufgetriebener Bauch; *Gier auf Süßes*	**Argentum nitricum D12** (A)
• macht vor Angst in die Hose (am Tag der Prüfung); das Kind fühlt sich *zittrig, benommen und schwach*	**Gelsemium D12** (A)

→ **auch Verdauungsstörung (Seite 67)**

Eiterflechte (Impetigo) E

Sehr ansteckender Ausschlag! Fachlich abklären lassen, falls er sich nach zwei Tagen weiter ausbreitet.

● **äußerlich:** Abtupfen mit der unverdünnten Tinktur	**Hypericum Tinktur** (N)
● dicke, gelbliche Krusten mit starkem Juckreiz, schlimmer durch Wärme; eiternde Pickel, vor allem an Kinn und Backen; mürrisches Kind	**Antimonium crudum D12** (A)
● **dicke, eitrige Krusten mit honigartigem Sekret;** starker Juckreiz; schlimmer nachts, durch Wärme und Wasser; eher dickliches Kind	**Graphites D12** (A)
● **sehr berührungsempfindliche Pickel** mit Krusten; das Kind ist **äußerst kälteempfindlich;** Wärmeanwendungen bessern die stechenden Schmerzen und den Juckreiz	**Hepar sulfuris D12** (A)
● **stark brennender, juckender Bläschenausschlag, besser durch Wärme und warme Anwendungen;** unruhiges Kind	**Arsenicum album D12** (A)
● **extrem juckende Bläschen mit rotem Rand, die schnell zu eitern anfangen;** schlimmer nachts, besser durch Wärme; rastloses Kind	**Rhus toxicodendron D12** (A)
→ **bewährt bei dicken Krusten mit gelbem Eiter, vor allem im Gesicht;** Jucken und Brennen ▽ **Verschlimmerung: nachts**	**Viola tricolor* D2** (A)
● **wiederkehrende Beschwerden;** Wärme und Bettwärme werden nicht vertragen; trockene, raue Haut; Kind kratzt sich blutig	**Sulfur D12** (N)

** siehe Seite 17 unten*

Erkältung/Grippe/Fieberhafter Infekt (E)

Allgemein bewährt

• **bei beginnender Grippe** mit Fieber, Gliederschmerzen, Schwäche, Husten und Schnupfen innerhalb der ersten 2 Tage	**Oscillococcinum* C200 (N)**

Plötzlicher und heftiger Beginn der Beschwerden; eventuell mit rasch ansteigendem Fieber über 39 °C

• Fieber meist abends und nachts; **die Haut ist trocken** *und heiß*; Folge von trockenem kaltem Zug oder Wind; *großer Durst auf Kaltes;* anfänglich oft Frostschauer; das Kind ist unruhig, ängstlich und deckt sich auf; **schon vorbeugend beim ersten Frösteln geben!**	**Aconitum D12 (S)**
• Fieber meist nachmittags, abends und nachts; anfangs trockene, dann **dampfende, feuchte Haut;** *Folge von* feuchtkalter Luft oder nassem Haar; *wenig Durst* auf Limonade oder Saures; *heißer Kopf, glänzende Augen;* das Kind will zugedeckt sein, hat *klopfende Empfindungen* und *wirre Fantasien*	**Belladonna D12 (S)**
• **ärgerliches, gereiztes Kind; weint und schreit, bis es getragen wird;** *heißer, schweißiger Kopf; eine Backe rot, die andere blass;* anhaltend hohes Fieber, gefolgt von Schweiß; das Kind ist durstig, wirft sich hin und her → bewährt auch bei Zahnungsbeschwerden, Durchfällen und bei Bauchschmerzen	**Chamomilla D12 (A)**

Langsam sich entwickelndes Fieber

● **in den ersten Stadien eines Infekts;** Fieber bis 39 °C; *Allgemeinbefinden des Kindes ist wenig beeinträchtigt*	**Ferrum phosphoricum D12** (A)
● **müdes, schlappes, benommenes und zittriges Kind;** *Frostschauer, laufen den Rücken hinunter;* Folge von feuchtem Wetter, *Stress oder Prüfungen;* Fieber bis 39 °C; dunkelrotes, gedunsenes Gesicht; wenig Durst; *Kopf-, Nacken- und Gliederschmerzen;* wunde Halsschmerzen; Fließschnupfen → wichtiges (Sommer-)Grippemittel	**Gelsemium D12** (A)
● **ärgerliches, schnell gereiztes Kind,** *»will seine Ruhe, will nach Hause«;* müde und matt; **gieriger Durst auf Kaltes;** friert am frühen Abend; nachts trockenes, auch hohes Fieber, dann erleichternde, säuerliche Schweißausbrüche; *rissige Lippen;* **Abneigung gegen Bewegung;** *Kopf-, Glieder-, Augenschmerzen;* Niesen und Schnupfen, dann Husten	**Bryonia D12** (A)
● **sehr weinerliches, anhängliches Kind,** fröstelt und will gut zugedeckt sein, *verlangt aber nach frischer Luft; Abneigung gegen Wärme; kein Durst;* dicke gelbgrüne Absonderungen	**Pulsatilla D12** (A)

Starkes Frieren

● **Schüttelfrost, inneres Frieren, dann brennende Hitze;** *durstig, trinkt nur kleine Schlucke;* unruhig, ängstlich, schwach; **starkes Verlangen nach Wärme** ▽ **Verschlimmerung:** *nach/um 24 Uhr*	**Arsenicum album D12** (A) →

• **Frösteln und Schaudern;** *beim Aufdecken zittert das Kind vor Kälte; verlangt selbst bei hohem Fieber nach Wärme und Wärmflasche;* ist gereizt, ungeduldig; hat Kopfschmerzen; Folge von Kälte und Zug	**Nux vomica D12** (A)

Deutliche Gliederschmerzen

• das Kind fühlt sich **wie geprügelt,** mal heiß, mal kalt; *das Bett scheint ihm zu hart, es wirft sich hin und her, obwohl Bewegung verschlimmert;* rotes, heißes Gesicht	**Arnica D12** (A)
• **Zerschlagenheitsgefühl und Knochenschmerzen, schlimmer durch Bewegung,** *pochende, berstende Kopfschmerzen in den Augen; Fieber ist morgens am höchsten;* Übelkeit, Erbrechen; schmerzhafter Husten	**Eupatorium perfoliatum D12** (A)
• **ruheloses Kind;** fühlt sich steif, **muss sich aber dauernd bewegen, die Lage verändern;** Folge von Kälte und Nässe; anfangs Schüttelfrost, dann Fieber mit Benommenheit; belegte Zunge mit *roter Spitze*; *Lippenbläschen; Durst auf Milch*	**Rhus toxicodendron D12** (A)

→ auch: begleitende Symptome wie Husten (Seite 53), Schnupfen (Seite 63), Ohrenschmerzen (Seite 61)

Furunkel/Eiterungen (E)

Allgemein bewährt

• **äußerlich zum Abtupfen;** wenn das Furunkel sich geöffnet hat; *zur Wundreinigung und Abheilung*	**Hypericum Tinktur** (N)

Im Anfangsstadium

• die Haut ist **stark gerötet, heiß und geschwollen** und sehr berührungsempfindlich; pochende Schmerzen	**Belladonna D12** (A)

Bei Eiterbildung

• **sichtbare Eiterbildung,** stechende Schmerzen; heiße und stark berührungsempfindliche Eiterbeule, **besser durch feuchtwarme Auflagen**	**Hepar sulfuris D12** (A)
• **langsame Eiterung** und *schlechte Heilung;* schon kleine Hautverletzungen neigen zur Eiterung, heilen schlecht ab und hinterlassen Narben → bewährt bei: Furunkel am Nacken	**Silicea D12** (N)

Neigung zu Furunkeln

• viele Furunkel und Eiterpickel bei trockener, schuppiger, unreiner Haut → bewährt bei: Furunkel am Po	**Sulfur D12** (C)

Gerstenkorn (E)

• akut entzündetes und blassrot geschwollenes Lid; stechende, spannende Empfindungen, **besser durch kühle Kompressen**	**Apis D12** (A)
• vor allem am Oberlid; Lid ist oft rot und geschwollen; gelbgrünes Sekret	**Pulsatilla D12** (N)
• **bewährtes Mittel bei häufigen Rückfällen;** trockene Augen; die Lidränder und Augenwinkel sind oft entzündet, rissig und jucken	**Staphisagria D12** (N)
• immer wiederkehrende Gerstenkörner (wenn Staphisagria nicht hilft)	**Sulfur D12** (C)

Halsschmerzen/Mandelentzündung (E)

Falls die Mittel nicht rasch ansprechen, müssen Sie die Ursache fachlich abklären lassen. Eine nicht richtig behandelte Mandelentzündung kann zu schweren Nacherkrankungen (wie Herzklappenfehler, Rheuma) führen. Sehr starke Halsschmerzen mit himbeerroter Zunge können auf eine Scharlachinfektion hinweisen – wenden Sie sich an Ihren Arzt!

Beginnende Halsschmerzen

• **mit wenig Allgemeinsymptomen;** eventuell leichtes Fieber	**Ferrum phosphoricum D12** (A)
• **nach Kälte oder Luftzug;** *beim Schlucken ziehen die Schmerzen zum Ohr; besser durch Wärme; sehr* gereiztes Kind	**Nux vomica D12** (A)
• *beim grippalen Infekt, nach Aufregung oder als Folge von feuchtem Wetter (warm oder kalt);* wunder Rachen; das Kind ist **müde, schlapp und zittrig;** fröstelt am Rücken; hat keinen Durst	**Gelsemium D12** (A)

Plötzliche akute Entzündung (mit hohem Fieber)

• **dunkelrote Mandeln, trockener, roter, heißer Rachen,** fühlt sich an wie zugeschnürt; **großer Durst auf Kaltes;** *aber sehr schmerzhaftes Schlucken;* **stechende oder stark brennende Schmerzen**	**Aconitum D12** (S)
• Rachen und Mandeln sind heiß, **knallrot, geschwollen,** trocken, Hals wie zugeschnürt; heftige, wunde, **pochende Schmerzen;** *trotz Schmerzen dauerndes Bedürfnis zu schlucken;* **wenig Durst;** himbeerrote Zunge	**Belladonna D12** (S)

Weitere Mittel bei Entzündung

• **der Rachen ist dunkel- bis blaurot;** *beim Schlucken ziehen die Schmerzen zum Ohr;* Kloß im Hals; langes Zäpfchen (leicht geschwollen und vergrößert, hängt tiefer herunter, dadurch erscheint es verlängert); **warme Getränke verschlimmern, kalte lindern;** die Zunge ist an Rändern und Spitze rot; Gliederschmerzen → bewährt bei: Seitenstrang-Angina	**Phytolacca D12** A
• **blassrote Schleimhaut, Hals, Mandeln, Zäpfchen glasig dick geschwollen; stark stechende Schmerzen;** Kloßgefühl; starke Schluckbeschwerden; Zungenspitze rot; **Wärme ist unerträglich, Kälte** (Getränke, Umschläge) **bessert**	**Apis D12** A
• **Rachen und Mandeln sind dunkel- bis purpurrot;** deutlich **linksseitige Halsschmerzen** oder Schmerz beginnt links und wandert nach rechts; *Wärme (auch Getränke), Berührung und enge Kleidung am Hals sind unerträglich*	**Lachesis D12** A

Auch bei beginnender Eiterung

• **splitterartige Schmerzen,** als ob eine Gräte im Hals stecke; **eindeutig besser durch warme Getränke und Wickel;** weiße Stippchen auf den Mandeln; das Kind kann kaum schlucken, **ist ungeheuer kälteempfindlich** und gereizt	**Hepar sulfuris D12** A
• wunde, brennende Halsschmerzen **mit üblem Mundgeruch, starker Speichelfluss, schlimmer nachts;** andauerndes schmerzhaftes Schlucken; *der Hals ist dunkelrot, trocken und geschwollen;* vereiterte	**Mercurius solubilis D12** A →

H

Mandeln; *geschwollene Lymphknoten;* Zunge ist geschwollen und hat am Rand Zahneindrücke; nächtliches Schwitzen	

→ **auch: Scharlach (Seite 89), Fieber (Seite 44)**

Hautausschlag/Ekzem

Hautausschlag mit Fieber deutet meist auf eine Infektionskrankheit hin, die Ursache muss ärztlich abgeklärt werden. Bei allergischen Hauterkrankungen, chronischen Ekzemen, Neurodermitis, Schuppenflechte sollten Sie einen erfahrenen Homöopathen aufsuchen.

Heiserkeit/Kehlkopfentzündung (Laryngitis) E

Plötzlich heftige Beschwerden

● **bei beginnender Erkältung, vor allem nach kaltem, trockenem Wind;** *großer Durst auf Kaltes*	**Aconitum C30** S
● **bei beginnender Erkältung nach feucht-kaltem Wetter und/oder zu viel Sonne;** *kaum Durst*	**Belladonna D12** S

Weitere Mittel:

● **durch Überanstrengung der Stimme;** das Mittel kann im Wechsel mit dem nächsten gegeben werden	**Kalium phosphoricum D6** A
● **durch Überanstrengung der Stimme;** das Mittel kann im Wechsel mit dem vorherigen gegeben werden	**Ferrum phosphoricum D12** A
● **unkontrollierbare Stimmlage;** *rau, tief, sich überschlagend, kreischend oder* heiser bis tonlos; oft mit brennenden Rachenschmerzen	**Arum triphyllum* D6** A

vorwiegend morgens heiser bis tonlos, besser durch Getränke; rauer, trockener und wunder Hals; krampfartiger, trockener Husten	**Causticum* D12** (A)
vorwiegend abends, vor allem nach Überanstrengung der Stimme; steigert sich bis zur Stimmlosigkeit; mit trockenem, hartem Husten; Ruhe und Schweigen bessern; großer Durst	**Phosphorus D12** (A)
andauerndes Bedürfnis, sich zu räuspern; kurzer, bellender, trockener und schmerzhafter Husten; Kehlkopf sehr berührungsempfindlich	**Spongia D6** (A)
tiefe hohle bis tonlose Stimme, mit trockenem bellendem Kitzelhusten; Husten durch Kitzelreiz im Kehlkopf	**Drosera D6** (A)
völlige Stimmlosigkeit abends, nachts und bei feuchtem Wetter	**Carbo vegetabilis D12** (A)

→ **auch: Husten (Seite 53)**

H

Heuschnupfen/Allergischer Schnupfen

Vorbeugend

bei Pollenallergie; ab Januar/Februar einnehmen	**Pollen* C30** 1-mal/Woche

Allgemein bewährt

bei allen allergischen Reaktionen	**Cardiospermum* D2** (A)
dieses Mittel scheint desensibilisierend, antiallergisch zu wirken	**Galphimia* D4** (A) →

● dieses Mittel mildert Sekretfluss, Kopfschmerzen, Müdigkeit und Durst	**Luffa D12** (A)

Verschlimmerung durch Wärme

● **scharfer,** wund machender **Schnupfen, milde Tränen,** starker Niesreiz, Stirnkopfschmerzen, rauer, abgehackter Husten, besser an der frischen Luft	**Allium cepa D6** (A)
● **scharfer,** wund machender **Schnupfen; gleichzeitig verstopfte Nase;** das Kind ist *heiser, atmet durch den Mund* und bohrt ständig in der Nase	**Arum triphyllum* D6** (A)

Verschlimmerung durch Kälte

● das Sekret ist dünn, wässrig und brennend; viel Niesen; nachts ist die Nase oft verstopft; Durst auf Warmes; *Heuschnupfen und Asthma*	**Arsenicum album D12** (A)
● **starker Juckreiz,** vor allem am Gaumen, mit krampfartigen Niesanfällen, besser durch Getränke und Speisen	**Sabadilla* D6** (A)

Starke Beteiligung der Augen

● **scharfe** Tränen; **milder** Schnupfen	**Euphrasia D6** (A)
● **milde** Tränen, **scharfer** Schnupfen	**Allium cepa D6** (A)
● wässriger, brennender Fließschnupfen, »tropft wie ein Wasserhahn«; **heftige Niesattacken** und tränende Augen	**Natrium chloratum D12** (A)

→ **auch: Schnupfen (Seite 63); Augenbindehautentzündung (Seite 35)**

Husten/Bronchitis (E)

Starke Schmerzen in der Brust, hohes Fieber, Atemnot, blutiger Auswurf, Verdacht auf Lungenentzündung und chronischer Husten müssen fachlich abgeklärt werden!

Trockener Husten im Anfangsstadium

• **plötzlich auftretender Husten;** pfeifende Einatmung; rauer, zugeschnürter Hals; eventuell mit akutem Erstickungsgefühl (bei Pseudokrupp); auch hohes Fieber und **großer Durst;** *Folge von trockener Kälte/Wind* ▽ **Verschlimmerung:** *um/nach 24 Uhr*	**Aconitum C30** (S)
• **plötzlich (abends) bellender Husten;** mit Kratzen im »rohen« Hals; auch hohes Fieber, aber **wenig Durst;** *Folge von feuchtkalter Witterung;* klopfende Kopfschmerzen und rotes, heißes Gesicht beim Husten; bei Pseudokrupp	**Belladonna D12** (S)
• **wenig ausgeprägte Beschwerden;** im abgehusteten Schleim können geringe Blutspuren sein; etwas heiser; wenig Appetit	**Ferrum phosphoricum D12** (A)

Trockener Husten mit wenig Schleim

• **Hauptmittel beim allmählich sich entwickelnden harten, trockenen Husten;** dabei eventuell stechende Brustschmerzen; das Kind hält sich dann den Brustkorb; *es ist gereizt, möchte seine Ruhe; hat* **gierigen Durst auf Kaltes;** berstende Kopfschmerzen ▽ **Verschlimmerung:** *durch Bewegung,* Sprechen, *tiefes Atmen,* Essen; *beim Betreten eines warmen Raumes*	**Bryonia D12** (A) →

H

bellender, blecherner Reizhusten, mit heftigen Hustenanfällen, die dem Kind den Atem nehmen; das Gesicht wird blaurot; ausgelöst oft durch heftiges Kitzeln in der Luftröhre; Würgen und Erbrechen ▽ **Verschlimmerung: nachts, im Liegen;** durch Wärme, Sprechen, Essen	**Drosera D6** S
kalte Luft löst den Husten aus; anhaltender Kitzelreiz im Kehlkopf oder hinter dem Brustbein; das Kind *hält sich die Brust beim Husten* und bedeckt den Mund in der Kälte	**Rumex* D6** A
raue bis tonlose Stimme; *trockener, harter Husten mit wundem, brennendem Schmerz* in Hals, Kehlkopf und Brust; Blut im abgehusteten Schleim; das Kind ist leicht erschöpft; **Durst auf Kaltes**	**Phosphorus D12** N
krächzende heisere Stimme; trockener, kruppartig bellender, abgehackter Husten mit Giemen, schlimmer nachts, durch Erregung oder kalte Luft; besser durch warme Speisen und Getränke; sehr empfindlicher Kehlkopf; atemlos	**Spongia D6** A

Mit stärkerer Schleimbildung

mit Übelkeit und Erbrechen; *Schleim rasselt* in den Bronchien, wird jedoch kaum abgehustet; das Kind ist atemlos, oft heiser bis tonlos; blass, erschöpft mit dunklen Augenringen; die Zunge hat keinen Belag; pfeifender Husten	**Ipecacuanha D12** A
der geringste Kältereiz löst Husten aus; warmes Einhüllen, feuchte Wärme, Dampf, warme Getränke bessern; Husten anfangs trocken, dann rasselnd mit	**Hepar sulfuris D12** A

zähem, gelbem, schwer abzuhustendem Auswurf; atemlos; das Kind ist oft heiser, sehr gereizt, empfindlich	
• **tiefer, rasselnder, erstickender Husten;** *mit reichlich zähem Schleim, kann nur mit Mühe und Würgen abgehustet werden;* atemlos; das Kind setzt sich auf, verlangt nach frischer Luft; ist blass, schwach; die Zunge ist oft dick weiß belegt	**Antimonium tartaricum/ Tartarus stibiatus D6** (A)
• **gelbgrüner Schleim, lässt sich morgens gut abhusten;** tagsüber und an der frischen Luft nur wenig Husten, der **abends** dann aber **trocken und krampfartig** wird; das Kind *verträgt keine Wärme und verlangt nach frischer Luft*	**Pulsatilla D12** (A)

→ **auch: Heiserkeit (Seite 50), Keuchhusten (Seite 84)**

K

Knochenschmerzen in der Wachstumsphase

• nächtliche Knochenschmerzen, besser durch Wärme und Bewegung	**Calcium phosphoricum D6** (N)
• bei erschöpften, interesselosen, unkonzentrierten Kindern	**Acidum phosphoricum D6** (A)
• anfängliche Bewegung steif und schmerzhaft, besser durch weitere Bewegung und Wärme	**Rhus toxicodendron D12** (A)
• Gelenke sind dabei steif, schmerzhaft und schwach; Knie knacken	**Causticum* D12** (N)

Kopfschmerzen/Migräne

Bei plötzlich unerträglich starken Kopfschmerzen, Nackensteife und hohem Fieber, Bewusstseinstrübung, Koordinationsstörungen, Lähmung, Verdacht auf

Gehirnhautentzündung sowie wiederkehrenden oder anhaltenden Beschwerden – ***zum Arzt!***

• **durch geistige Anstrengung;** dabei teilnahmslos, apathisch, unkonzentriert → bewährt bei Schulkopfschmerzen	**Acidum phosphoricum D6** A
• **plötzlich klopfende, berstende, heftige Kopfschmerzen;** *Gesicht und Augen sind gerötet;* sehr empfindlich gegen Licht und Erschütterung → bewährt bei: Grippe, Verkühlung, Stockschnupfen, Sonnenstich, Migräne	**Belladonna D12** S
• **berstende Kopfschmerzen, schlimmer durch kleinste Bewegung,** besser *durch absolute Ruhe, kalte Auflagen,* feste Druckmassage; **von der Stirn zum Nacken ziehend;** an den Schläfen; *hinter den Augen; gereiztes Kind,* will seine Ruhe; Folge von Ärger, Grippe	**Bryonia D12** A
• **Schulkopfschmerzen und Kopfschmerzen durch Wetterwechsel** (Föhn), besser durch Essen und Schlaf; schlanke, nervöse, unruhige (zappelige) und geistig schnell erschöpfte Kinder; bei geistiger Überforderung	**Calcium phosphoricum D6** N
• dumpf, schwer, pulsierend, **vom Nacken zu den Augen aufsteigend;** das Kind ist *müde, schlapp und zittrig; hat das Gefühl, als sei der Kopf in einen Schraubstock eingespannt;* davor oder dabei Sehstörungen; Schwindel; Folge von Grippe, Angst, Sorgen, Sonne	**Gelsemium D12** S
• **Schmerz, als würde ein Nagel ins Hirn getrieben,** schlimmer durch Sonne, Rauch und Gerüche; beginnt langsam und endet plötzlich; Folge von **Kummer, Sorgen, Trauer**	**Ignatia D12** A

klopfende, hämmernde Kopfschmerzen, denen Sehstörungen (Blitze, Flimmern) oder ein taubes Gefühl im Gesicht **vorausgehen;** *dann Übelkeit und Erbrechen;* Schmerzen beginnen morgens, sind am (Vor-)Mittag unerträglich und werden gegen Nachmittag besser; *oft Folge von Leid oder Kummer*	**Natrium chloratum D12 N**
Spannungskopfschmerzen durch Stress; steifer Nacken durch Luftzug; mit Übelkeit und Würgereiz, vor allem am Morgen; Schmerzen eher im Hinterkopf oder über den Augen; *Folge von schwerer oder verdorbener Nahrung; von Drogen und Medikamenten;* das Kind ist sehr gereizt	**Nux vomica D12 A**
drückende **Kopfschmerzen, durch warme, stickige Luft; durch fettes Essen,** Kummer und Sorgen, Erkältung, bei Regelstörungen in der Pubertät; *Schmerz wechselt die Stelle, ist oft schlimmer in der Schule,* besser durch sanfte Bewegung und frische Luft; dabei Schwindel, Übelkeit und Erbrechen	**Pulsatilla D12 A**
durch Überanstrengung der Augen (Computer, TV oder Lesen)	**Ruta D6 N**

Kopfgrind/Milchschorf

mit nächtlichem Kopfschweiß; gelbe Schuppen und Krusten vorwiegend am Hinterkopf; das Kind hat einen großen Kopf, ist dicklich, verträgt keine Milch	**Calcium carbonicum D12 N**
Krusten mit dickem, gelbem Sekret; fettige, schmierige Kopfhaut; das Kind ist ruhig, ständig hungrig und verstopft	**Graphites D12 N** →

• trockene Schuppen und bräunliche Krusten, schlimmer durch feuchte Kälte	**Dulcamara D12** (N)
• trockene, stark schuppige und juckende Kopfhaut; schlimmer durch Wärme oder Waschen	**Sulfur D12** (N)

Krämpfe

• **nächtliche Wadenkrämpfe;** Muskelkrämpfe nach körperlicher Überanstrengung; Schreibkrämpfe; krampfartige Bauchschmerzen; besser durch Wärme, sanfte Massage	**Magnesium phosphoricum D12** (A)
• **mit Zuckungen;** Krämpfe der Finger, Füße und Zehen; blass; blaue Lippen; Kältegefühl; Durchfall und Wadenkrämpfe; auch spastischer Husten; wenn Magnesium phosphoricum nicht hilft	**Cuprum metallicum D12** (A)

Lippenherpes/Fieberbläschen (E)

• **zur äußerlichen Behandlung:** mehrmals täglich pur zum Auftupfen	**Hypericum Tinktur**
• **brennende, juckende Bläschen mit rotem Rand,** schlimmer durch Kälte und Nässe; das Kind ist unruhig; Folge von Erkältung oder Infekt	**Rhus toxicodendron D12** (A)
• **juckende Bläschen mit scharfer, ätzender Flüssigkeit;** das Kind ist introvertiert, durstig; Folge von Erkältung, Sonne, Verzehr von Meeresfrüchten	**Natrium chloratum D12** (A)

Mundschleimhaut: Entzündung/Soor/Aphthen/Geschwüre (E)

Wiederkehrende oder eitrige Entzündungen und starke Beschwerden müssen fachlich abgeklärt werden.

Allgemein bewährt

zur äußerlichen Behandlung bei Entzündungen, Aphthen und Geschwüren; pur zum Auftupfen; zum Gurgeln: 10 Tropfen auf 0,2 Liter keimfreies Wasser	**Hypericum Tinktur** N

Vorwiegend Soor und Aphthen

weißliche Flecken (Schwämmchen) mit rotem Hof; *brennende, weiße Geschwüre, die nicht tief sind, aber leicht bluten;* oft wund machender Durchfall → bewährt bei: Candida-Infektionen	**Borax D6** N
starker Speichelfluss; übler Mundgeruch; Schleimhäute schwammig geschwollen, dunkelrot entzündet; *Zunge schleimig belegt mit Zahneindrücken*	**Mercurius solubilis D12** N
bei Soor mit dicken weißen Belägen, wenn Borax nicht hilft	**Kalium chloratum* D6** N

N

Nasennebenhöhlen-Entzündung E

plötzliche, kommende und gehende, heftige, **pochende** Schmerzen in Stirn oder Kieferhöhle	**Belladonna D12** S
mit zähen, Faden ziehenden, gelbgrünen Schleimpfropfen und Druck an der Nasenwurzel; *besser durch Wärme oder Inhalation;* anfangs Fließschnupfen; später wunde Nasenlöcher und Borken; Schmerzpunkte an Wange/Stirn	**Kalium bichromicum D12** A
heftige Kopfschmerzen an der Stirn oder zwischen den Augen; zäher, schmutzig	**Cinnabaris* D12** A →

gelber Schleim; trockener Mund, *übler Geschmack im Mund;* ständiges Bedürfnis, den Mund zu spülen	
● **äußerst kälteempfindliches, jähzorniges und reizbares Kind;** dickes, gelbes, eitriges Sekret; stechende Schmerzen ○ **Besserung: durch Wärme, Einhüllen und heiße Dampfbäder**	**Hepar sulfuris D12** (A)
● **übler Mundgeruch, starker Speichelfluss und nächtliches Schwitzen;** eitrig grünes, übel riechendes Sekret; wunde, krustige Nasenlöcher mit Geschwüren; Nasenbluten; schlimmer nachts	**Mercurius solubilis D12** (A)

→ **auch: Schnupfen (Seite 63)**

Nesselsucht (Urticaria)

Oft ausgelöst durch eine allergische Reaktion auf Nahrungsmittel, Sonne, Medikamente, Kosmetika, Kontakt mit Tieren oder Pflanzen. Bei Schock und Atemnot – *Notarzt!*

● **mit Jucken, Brennen und Quaddeln** wie nach Kontakt mit einer Brennnessel	**Urtica urens D6** (S)
● blassrote, stark geschwollene, brennende, stechende, juckende und berührungsempfindliche Haut, **wie nach einem Bienenstich;** Kratzen und Wärme verschlimmern; Kälte bessert	**Apis D12** (S)
● **juckende Bläschen, besser durch kalte Umschläge;** Folge von Sonne, Fisch, Meeresfrüchten, Aufenthalt am Meer (Sonnenallergie)	**Natrium chloratum D12** (S)
● **brennende Schmerzen, Schwellung und starker Juckreiz, besser durch Wärme;** Folge von Fisch und verdorbenen Lebensmitteln	**Arsenicum album D12** (S)

unruhiges Kind; muss sich ständig bewegen; starker Juckreiz; Urticaria mit rotem Rand; **Wärme bessert**	**Rhus toxicodendron D12** (S)

Ohrenschmerzen (E)

Bei Schmerzen, die sich nicht rasch bessern, chronischen Ohrproblemen, Absonderungen aus dem Ohr – ***zum Arzt!***

Langsam beginnende Schmerzen (auch Fieber)

Frühstadium einer (Mittel-)Ohrentzündung; leicht pochende Ohrenschmerzen; Backe und Ohr leicht rot; wenig Symptome	**Ferrum phosphoricum D12** (A)
Verschleimung im Nasen-Rachen-Raum geht ins Ohr über (Tubenkatarrh); drückende Ohrenschmerzen; Schwerhörigkeit; Knacksen und Klingeln im Ohr; weißgelbes Nasensekret	**Kalium chloratum* D6** (A)
anhängliches, weinerliches, launisches Kind; verlangt nach frischer Luft; drückende Ohrenschmerzen, **schlimmer abends, nachts und durch Wärme;** Schnupfen mit *dickem, gelbem Sekret;* verstopftes Ohr; schlechtes Hören; rote Backe und geschwollenes Ohrläppchen; auch *gelbgrüner Ausfluss* aus dem Ohr	**Pulsatilla D12** (A)

Eher stürmischer Beginn mit heftigen Schmerzen und Fieber

plötzlich heftige, klopfende Ohrenschmerzen, *schlimmer abends, durch Erschütterung, Berührung, Kälte;* Hitze- und Druckgefühl im Ohr, *Gesicht und Ohr tomatenrot; weite Pupillen*; hohes Fieber, **wenig Durst**	**Belladonna D12** (S) →

O

plötzlich heftige Ohrenschmerzen, oft nachts (etwa 24 Uhr), schlimmer durch Wärme; rotes, heißes Ohr; Frösteln, dann *hohes Fieber;* **großer Durst;** *Folge von kaltem Wind*	**Aconitum C30** (S)
heißes (fiebriges), durstiges Kind, unruhig, neigt zu Wutausbrüchen; unerträglich *heftige* Ohrenschmerzen strahlen zu den Zähnen aus; *die Backe ist rot und heiß; es schwitzt, schreit vor Schmerz,* **will getragen werden**	**Chamomilla D12** (S)

Ohrenschmerzen durch Kälte oder kalten Wind

blitzartig einschießende oder krampfartige Ohrenschmerzen, besser durch Wärme; nach kaltem Wind oder Baden im kalten Wasser; häufig nur rechtsseitig	**Magnesium phosphoricum D12** (A)
extreme Kälteempfindlichkeit; *heftig stechende Schmerzen,* **besser durch Wärme und warmes Einhüllen;** schwerhörig, eitriger Ausfluss; Ohrgeräusche; das Kind ist extrem *gereizt*	**Hepar sulfuris D12** (A)

→ **auch: Fieber (Seite 44)**

Polypen (E)

Zeigt die Behandlung mit den folgenden Mitteln nach sechs bis acht Wochen keine Wirkung, wenden Sie sich bitte an einen Arzt oder Heilpraktiker. Warten Sie nicht zu lange, lassen Sie Polypen gegebenenfalls operativ entfernen!

bei häufig wiederkehrenden Erkältungen; durch nass-kaltes Wetter; oft aufgeschwemmte, fettige Haut; auch Warzen; Folge von Impfungen	**Thuja D12** (C)

• häufig sind folgende Typenmittel angebracht: Calcium carbonicum (Seite 92), Calcium phosphoricum (Seite 92), Sulfur (Seite 95), Phosphorus (Seite 94), Silicea (Seite 95)	**das passende Mittel D12** C

Reisekrankheit

Die Mittel können auch vorbeugend gegeben werden: 1 bis 2 Tage vor Reiseantritt 3-mal täglich 1 Gabe.

• **wichtigstes Mittel;** vor dem Autofahren, dem Fliegen oder einer Schiffsreise; mit Übelkeit, Erbrechen, Schwäche, Schwindel und Kopfschmerzen; **Hinlegen bessert**	**Cocculus D6** S
• **schlimmer bei Abwärtsbewegung** (Landeanflug, Luftloch, Bergpässe); mit Angst, Übelkeit und Erbrechen	**Borax D6** S
• **trotz der Übelkeit ungetrübter Appetit;** Übelkeit, Sodbrennen, Schwindel auch durch Abgase	**Petroleum* D12** S
• **bei der geringsten Bewegung** wird das Kind **zittrig, leichenblass, kalt;** kalter Schweiß; es muss die Augen geschlossen halten, will den Bauch frei machen und verlangt nach frischer Luft	**Tabacum* D12** S

Schnupfen E

Der chronische Schnupfen muss fachlich abgeklärt und homöopathisch konstitutionell behandelt werden.

Allgemein bewährt

• **dünnflüssiges Sekret;** bei Fließschnupfen, auch Heuschnupfen	**Luffa D12** A
• **dickes, schleimiges Sekret;** bei Stockschnupfen oder Nasennebenhöhlen-Entzündung	**Luffa D6** A →

• **kein Sekret;** chronischer Schnupfen mit trockenen Nasenschleimhäuten	**Luffa D4** (A)

Beginnender Fliessschnupfen durch Kälte, Nässe, Wind

• **plötzlich Frösteln mit häufigem Niesen** und heißem Fließschnupfen; *durch kalten Wind;* geht rasch in eine fiebrige Erkältung über; *frühzeitig geben – stoppt dann oft die Erkältung!*	**Aconitum C30** (A)
• **dünnes, wässriges, brennendes und wund machendes Sekret;** *durch feuchtkaltes Wetter;* viel Niesen; nachts ist die Nase verstopft; das Kind verlangt nach Wärme/warmen Getränken	**Arsenicum album D12** (A)
• **äußerst kälte- und zugempfindliches, leicht gereiztes Kind;** anfangs und morgens starker Niesreiz; tagsüber und in der Kälte Fließschnupfen, nachts und im Warmen ist die Nase verstopft	**Nux vomica D12** (A)
• **die Nase tropft anfangs wie ein Wasserhahn** und wird bis zur Oberlippe wund; *heftige Niesanfälle*; später Stockschnupfen; das Kind riecht und schmeckt nichts; trockene, rissige Lippen; *Fieberbläschen*; *frühzeitig geben – stoppt dann oft die Erkältung!*	**Natrium chloratum D12** (A)

Akuter Schnupfen und Tränenfluss

• **typisch: scharfer Schnupfen – milde Tränen;** *wund machender* Fließschnupfen; viel Niesen; Druck auf der Stirn; raue Stimme, abgehackt klingender Husten; Verlangen nach frischer Luft	**Allium cepa D6** (A)

• **typisch: milder Schnupfen – scharfe Tränen;** gereizte Augen; sehr lichtscheu; später verklebte Augen; reichlich Schnupfen; Niesen; Husten	**Euphrasia D6** (A)

DICKES, GELBGRÜNES SEKRET

• **Folge von Nässe und Schwitzen;** reichliches Sekret und Krusten; in der Kälte ist die Nase völlig verstopft; auch die Augen sind meist entzündet und verklebt	**Dulcamara D12** (N)
• **Wechsel zwischen Fließ- und Stockschnupfen:** morgens läuft die Nase, abends ist sie verstopft; dickes, mildes Nasensekret; Geruchs- und Geschmacksverlust; Abneigung gegen Wärme; Verlangen nach frischer Luft	**Pulsatilla D12** (N)
• **zäher, Faden ziehender Schleim oder Schleimpfropfen;** Nase ist völlig verstopft; besser durch Wärme, Inhalation; wunde und entzündete Nasenlöcher; Druck an der Nasenwurzel; → bewährt bei: schniefenden Kindern	**Kalium bichromicum D12** (N)

ZUSÄTZLICH BEI SÄUGLINGEN

• verstopfte Nase mit viel Schniefen; das Kind kann nicht durch die Nase atmen und nicht richtig saugen; nachts plötzliches Erwachen mit Atemnot und pfeifender Atmung; starkes Schwitzen	**Sambucus nigra D3** (A)

→ **auch: Heuschnupfen (Seite 51), Nasennebenhöhlen-Entzündung (Seite 59)**

S

** siehe Seite 17 unten*

Übelkeit und Erbrechen

Übelkeit und Erbrechen nach Kopfverletzungen oder Vergiftung sowie anhaltendes oder blutiges Erbrechen müssen fachlich abgeklärt werden.

• **das Kind würgt, ohne richtig erbrechen zu können;** nach verdorbenem, zu schwerem Essen; nach Drogen, Medikamenten; häufiges Aufstoßen, *Bauchkoliken; Kind ist extrem reizbar; verlangt nach Wärme*	**Nux vomica D12** (A)
• **beständige Übelkeit mit Erbrechen,** schlimmer durch Bewegung, Bücken, Essen, Husten; die Zunge ist **ohne Belag;** oft reichlicher Speichelfluss	**Ipecacuanha D12** (A)
• **mit dickem weißem Zungenbelag;** Aufstoßen; Erbrechen nach dem Essen/Stillen (Speikinder), danach kein Appetit; Folge von Über- und Durcheinanderessen, Fettem, Saurem, Milch; das Kind will nicht angefasst werden; gieriger Esser	**Antimonium crudum D12** (A)
• **Aufstoßen und Erbrechen nach Eis, fettem Essen, Gebäck, Kuchen oder Durcheinanderessen;** *Essen liegt wie ein Stein im Magen;* kein Durst; *Verlangen nach frischer Luft;* warme, stickige Räume sind unerträglich	**Pulsatilla D12** (A)
• **durch Kummer, Sorgen,** Bestrafung oder Liebesentzug; hysterisches Brechwürgen mit krampfartigen Magen- oder Bauchschmerzen; das Kind seufzt viel	**Ignatia D12** (A)
• mit **Schwäche, ängstlicher Unruhe, Durchfall,** *vor allem nachts;* Ekel vor Essen; anhaltendes Erbrechen **nach verdorbener Nahrung,** Eis, Obst; das Kind *fühlt sich kalt und zittrig,* **verlangt nach Wärme;** viel Durst	**Arsenicum album D12** (A)

Zusätzlich bei Säuglingen:

• **das Kind möchte andauernd gestillt werden;** Milcherbrechen; will aber ständig an die Brust	**Calcium phosphoricum D6** (A)
• **das Kind mag keine Milch oder Muttermilch;** Milch verursacht sauren Durchfall und saures Erbrechen	**Calcium carbonicum D12** (A)
• **nach dem Erbrechen sofort wieder Hunger; Speikinder,** die Milch wird gleich nach dem Trinken wieder erbrochen; dabei schwach und schläfrig; eventuell mit krampfartigen Durchfällen und lautem Schreien	**Aethusa D6** alle 4–6 Stunden

→ **auch: Durchfall (Seite 40)**

Verdauungsstörung/ Magenverstimmung

V

Lebensmittelvergiftungen, hohes Fieber, anhaltendes Erbrechen, starker Durchfall, ausgeprägte Kreislaufreaktionen und ungewöhnliche oder anhaltende Beschwerden müssen fachlich abgeklärt werden.

• **allgemein bewährt** bei Durchfall, Übelkeit, Erbrechen, Bauchschmerz; auch als Prophylaxe auf Reisen, wenn die Nahrung schlecht vertragen wird (3-mal täglich 1 Gabe)	**Okoubaka D2** (A)

→ **auch: Verstopfung (unten), Bauchkrämpfe (Seite 37), Erbrechen (Seite 66), Übelkeit (Seite 66), Durchfall (Seite 40)**

Verstopfung

• **mühevoller Stuhlabgang; das Kind muss heftig drücken und pressen;** *kleiner, knotiger, trockener Stuhl;*	**Alumina* D12** (N) →

rissiger, wunder After; oft gieriger Appetit; Kartoffeln werden nicht vertragen; Kind wirkt träge und matt	
• **harter, meist großvolumiger Stuhl,** dunkel, »wie verbrannt«; **gieriger Durst auf Kaltes;** das Kind fühlt sich ausgedörrt; ist gereizt, will seine Ruhe	**Bryonia D12** (N)
• **der Stuhl schlüpft wieder zurück, sobald er halb draußen ist;** trockener, harter, aber auch weicher Stuhl, wird unter Mühe und Anstrengung entleert; extrem kälteempfindliches Kind	**Silicea D12** (N)
• **»lähmungsartige« Verstopfung;** Untätigkeit des Darmes; tagelang kein Stuhldrang; kleiner und knotiger Stuhl, wie Schafkot; *Folge von Schreck, Narkose und Operationen*	**Opium* D12** (N)
• **fühlt sich gut, wenn verstopft;** selten Stuhldrang, wenn, dann große Mengen harten Stuhls; eher korpulentes Kind, verlangt nach Eiern und Eis; es mag und verträgt keine Milch	**Calcium carbonicum D12** (N)
• **vergeblicher Stuhldrang;** das Kind drückt vergebens, hat das Gefühl, nicht fertig zu sein; nach Ärger, zu schwerem Essen, Medikamenten, auf Reisen	**Nux vomica D12** (N)
• **mit Blähungen und Bauchkoliken;** viele Darmgeräusche; vergeblicher Stuhldrang; das Kind verträgt keine enge Kleidung und **kann nicht auf fremde Toiletten gehen** (auf Reisen)	**Lycopodium D12** (N)
• **Verstopfung und Durchfall im Wechsel;** mit übel riechenden Blähungen; Durchfall treibt das Kind morgens aus dem Bett; brennender, wunder After; Folge von Antibiotika-Einnahme	**Sulfur D12** (N)

Warzen

→ **auch Typenmittel:** Calcium carbonicum (Seite 92), Silicea (Seite 95), Sulfur (Seite 95)

• **hart und hornig;** vorwiegend an **Fußsohlen,** Zehen, Fingern und Handflächen; *meist flach,* treten einzeln oder in Haufen auf	**Antimonium crudum D12** C
• **gestielt oder groß und fleischig;** häufig im Gesicht oder am Hals (auch an Händen und Fingern)	**Causticum* D12** C
• **große, flache, glatte und weiche Warzen;** an Händen und im Gesicht; *bei Kindern, die durch Feuchtigkeit und Kälte rasch krank werden*	**Dulcamara D12** C
• **fleischig,** *einzeln stehend, blumenkohlartig, mit rissiger Oberfläche und von dunkler, gelbbrauner Farbe;* können schmerzen, nässen, bluten; vorwiegend an Anus, Genitalien	**Thuja D12** C äußerlich Thuja-Tinktur N (oder 1- bis 3-mal täglich)

W

Windeldermatitis E

Starker oder sich ausbreitender Ausschlag muss fachlich abgeklärt werden.

• **äußerlich:** Waschung mit verdünnter Tinktur (10 Tropfen auf 0,2 Liter keimfreies Wasser); auch als Salbe oder Puder	**Calendula Tinktur** N (oder 1- bis 3-mal täglich)
• **tomatenroter, heißer Ausschlag;** wirkt geschwollen und ist stark berührungsempfindlich	**Belladonna D12** A
• **unruhiges, sehr gereiztes Baby, dem nichts recht gemacht werden kann;** will	**Chamomilla D12** A →

getragen werden; oft mit grünlichem Durchfall, bei der Zahnung	
• **roher, heißer Ausschlag;** oft durch scharfen Durchfall; gereiztes, unruhiges Baby, schreit vor jedem Stuhlgang	**Sulfur D12 A**
• **rastloses, unruhiges Baby,** findet in keiner Lage Ruhe; roter, geschwollener Ausschlag, auch mit Bläschen, die stark jucken und nässen können	**Rhus toxicodendron D12 A**
• **durch saure Stühle;** korpulentes Baby mit großem Kopf, schwitzt leicht an Kopf und Füßen; leicht erkältet	**Calcium carbonicum D12 N**

ZAHNSCHMERZEN

Bei allen Zahnbeschwerden – ***zum Zahnarzt!***
(Zahnbehandlung → Seite 34)

• **plötzlich heftige, klopfende Schmerzen;** strahlen bis zum Ohr aus; Wange rot und geschwollen; weite Pupillen; das Kind knirscht mit den Zähnen, Zähne äußerst berührungsempfindlich	**Belladonna D12 S**
• **unerträgliche Schmerzen, schlimmer durch Wärme und nachts, besser durch Kaltes und Eis;** machen das Kind wütend und aggressiv; es wirft sich hin und her, **will getragen werden;** rote, heiße, geschwollene Backe	**Chamomilla D12 S**
• **bei plötzlichen, starken, schießenden Schmerzen; schlimmer nachts, durch Kälte und Wind;** gerötete, schmerzende Backe; rastloses Kind	**Aconitum C30 S**
• **mit viel Speichelbildung und schlechtem Mundgeruch;** Schmerzen schlimmer nachts, durch Kaltes und Warmes; geschwollene Backe	**Mercurius solubilis D12 A**

Karies und hohle, schwarze Zähne; Zähne bröckeln, werden locker, verfärben sich, sind überempfindlich gegen Berührung und Kälte	**Staphisagria D12** N
unerträglich heftige, zuckende Schmerzen; *kommen und gehen plötzlich;* **besser durch Kälte und Eis,** schlimmer durch Wärme; das Kind ist *schlaflos und kommt nicht zur Ruhe*	**Coffea D12** A
Zähne extrem berührungs- und kälteempfindlich, besser durch Wärme (Umschlag, Getränk); äußerst ärgerliches, leicht gereiztes Kind	**Hepar sulfuris D12** A
äußerlich bei neuralgischen Zahnschmerzen, ziehen bis zum Ohr; geschwollene Backe; Zähne scheinen zu lang und sind sehr empfindlich; zum Einreiben (3 Tropfen auf 1 Esslöffel Wasser)	**Plantago major* Urtinktur** N (oder 1- bis 3-mal täglich)
Beschwerden durch Verletzung mit Entzündung und Schwellung	**Arnica D12** S
Nerven-, Wund-, Kieferschmerzen (wie bei ausgeschlagenem Zahn)	**Hypericum D12** S
allgemein bewährt **bei schlechten Zähnen und Zahnzerfall**	**Calcium fluoratum* D6** N

Zahnungsbeschwerden

rotes, heißes Gesicht, Hände und Füße kalt; plötzlich kommende und gehende Schmerzen; Zahnfleisch geschwollen und knallrot; wenig Durst; das Kind schreit, ist unruhig	**Belladonna D12** S
schreit vorwiegend nachts vor unerträglichen Schmerzen; eine Backe ist	**Chamomilla D12** A →

rot und heiß, die andere blass; das Kind wirft sich hin und her, **will getragen werden,** ist wütend bis aggressiv; oft mit grünem, übel riechendem, wund machendem Durchfall	
• **ein Beißring (Brezel) und Wärme bringen Erleichterung;** mit Krämpfen und Bauchkoliken	**Magnesium phosphoricum D12** (A)
• **äußerlich:** verdünnt (20 Tropfen auf 0,1 Liter keimfreies Wasser) zum Einreiben ins Zahnfleisch (1- bis 3-mal täglich)	**Plantago major* Urtinktur** (A) oder (N)

Mit verspätetem Zahnen

• **bei lebhaften, schlanken, zappelig unruhigen Kindern;** häufig Durchfälle und Bauchkoliken; Verlangen nach Geräuchertem, Wurst und Speck	**Calcium phosphoricum D6** (N)
• **bei korpulenten Kindern mit großem Kopf;** schwitzen nachts leicht am Hinterkopf; Verlangen nach Eiern	**Calcium carbonicum D12** (N)

* *siehe Seite 17 unten*

Störungen des Allgemeinbefindens

Auf der Suche nach dem passenden homöopathischen Mittel haben das psychische und das seelische Befinden des Kranken eine große Bedeutung.
In diesem Kapitel finden Sie psychische Beschwerden im Kindesalter wie Reizbarkeit, Wutanfälle oder Ängste, aber auch solche Beschwerden, die ein Kind in seinem gesamten Befinden beeinflussen. Schlafstörungen, Hyperaktivität oder ADS (Attention Deficit Syndrome) sind Beispiele hierfür.

Wichtiges Mittel

Rescue Remedy (Notfall-Tropfen)

Seite 24

➤ Gegen Schock, Schreck, Angstzustände, Panik, Unruhe, Teilnahmslosigkeit, Verzweiflung, Kontrollverlust und immer dort, wo Sie in diesem Kapitel ein (R) neben der Beschwerde finden.

Anwendung: Immer wieder 2 bis 4 Tropfen pur oder 10 Tropfen auf ein Glas mit Wasser, das schluckweise ausgetrunken wird. Rescue Remedy ist eine Bach-Blüte.

Abmagerung

Anhaltender oder rapider Gewichtsverlust muss fachlich abgeklärt werden.

• *vor allem der Beine;* **blasses, müdes, infektanfälliges Kind;** Augenringe	**Abrotanum* D4 (C)**
• nach Flüssigkeitsverlust	**China D6 (N)**
• **nach altem Kummer;** das Kind zieht sich zurück, will alleine sein	**Natrium chloratum D12 (C) →**

Appetitlosigkeit durch frischen Kummer	**Ignatia D12** C
Gewichtsverlust trotz Heißhunger; großer Durst; hitzig und rastlos	**Iodum* D12** C
lebhaftes, begeisterungsfähiges Kind, das essen kann, so viel es will	**Phosphorus D12** C

Ängste/Phobien und Panikattacken R

Bei akuter Angst und Panik

akute Panik, Schock, Todesangst; plötzliche heftige Panikanfälle; *nach Unfall, seelischem Schock oder bei akuten Erkrankungen;* das Kind meint, bald sterben zu müssen	**Aconitum C30** S

Vorwiegend vor/bei Schulangst und Lampenfieber

ängstliches, nervöses und fahriges Kind; wird krank vor Angst; nervöser Darm, nervöse Blase; *Angst vor bevorstehenden Ereignissen* (wie eine Prüfung); **großes Verlangen nach Süßem;** auch Reise-, Tiefen-, Flugangst, Angst vor Krankheit	**Argentum nitricum D12** N (am besten schon 3 Tage vor der Prüfung)
vor Angst schwach, zittrig, benommen, wie gelähmt; *akute Examensangst und Lampenfieber*; Blackout; das Kind schlottert vor Angst; nervöser Darm; nervöse Blase	**Gelsemium D12** A (wirkt am besten am Prüfungstag)
mit starkem Herzklopfen; das Herz schlägt bis zum Hals; schneller Puls, beklommenes Gefühl; Lufthunger	**Strophantus* D6** S

* *siehe Seite 17 unten*

Kindertypen, die zur Ängstlichkeit neigen

• *Angst vor Krankheit und Tod*, vor der Dunkelheit und dem Alleinsein; *unruhige Nächte;* **ruhelos,** *schwach*; wählerisches und ordentliches Kind	**Arsenicum album D12** C
• **Angst vor Gewitter, Dunkelheit, Geistern, Übersinnlichem**, vor dem Alleinsein; sehr schreckhaft und furchtsam (Typ Seite 94)	**Phosphorus D12** C
• **Angst vor dem Alleinsein,** vor Dunkelheit, Geistern, der Zukunft und unbekannten Dingen; sanft, anhänglich, weinerlich (Typ Seite 94)	**Pulsatilla D12** C
• **Angst vor Misserfolg und Versagen;** *ängstlich, nachgiebig und nervös; Angst vor Nadeln und Spitzen;* sehr gewissenhaft (Typ Seite 95)	**Silicea D12** C
• **Angst vor allem Neuen, vor Misserfolg und Versagen;** *nervös und schüchtern; möchte, dass jemand in der Nähe ist;* gibt aber auch an und schikaniert Schwächere (Typ Seite 93)	**Lycopodium D12** C

A

Ärger/Reizbarkeit/Wutanfälle R

Starke und anhaltende Beschwerden müssen fachlich abgeklärt werden.

• mürrisches, reizbares und ärgerliches Kind; möchte nach Hause, seine Ruhe haben; oft mit Husten, Kopfschmerzen oder Verdauungsbeschwerden	**Bryonia D12** A
• das Kind ist reizbar, ungeduldig, rebelliert und nörgelt; hat heftige Wutanfälle; kann schlecht verlieren; danach oft Verdauungsbeschwerden	**Nux vomica D12** A

→

• schnell verletztes, eingeschnapptes, ärgerliches Kind; lange geschluckter Ärger führt zu plötzlichem heftigem Wutausbruch; es zittert dann vor Wut; wirft mit Gegenständen um sich; will nicht angefasst oder getröstet werden	**Staphisagria D12** (A)
• **Herumtragen hilft zeitweise;** das Kind wirft sich auf den Boden oder mit Spielzeug um sich; es schreit, stampft, schlägt um sich; nichts kann man ihm recht machen	**Chamomilla C30** (A)
• reizbares, ungeduldiges, aufbrausendes Kind; es fühlt sich rasch angegriffen und explodiert oder reagiert mürrisch, beleidigt und schweigt; will alleine sein; Bauchkoliken/Durchfall durch Ärger	**Colocynthis D12** (A)
• **häufiges Seufzen,** extrem launische und wechselhafte Stimmung; *hysterische Anfälle;* das Kind heult und schreit, hat einen Wutanfall; fühlt einen Kloß im Hals; Folge von Kummer/Trauer	**Ignatia C30** (A)
• zerstörerische, unkontrollierbare Wutanfälle, das Kind beißt, tritt, spuckt, schreit, flucht; Zuckungen und Krämpfe; Panik bei Dunkelheit und Alleinsein; Fremden gegenüber schüchtern und ängstlich; stottert	**Stramonium* D12** (S)
• **plötzliche Wutanfälle:** *das Kind wütet, beißt und schlägt (auch den Kopf an die Wand), zieht andere an den Haaren, spuckt;* rotes, heißes Gesicht, weite Pupillen	**Belladonna D12** (S)

→ **auch: Eifersucht (Seite 78)**

Bettnässen

Eine Harnwegserkrankung muss ausgeschlossen werden. Anhaltende Beschwerden müssen fachlich abgeklärt werden. Bettnässen ist oft seelisch bedingt.

• **das Kind wacht beim Bettnässen nicht auf**	**Belladonna D12 C**
• **Bettnässen im ersten Schlaf;** Angst vor der Dunkelheit; ungewollter Harnabgang auch tagsüber bei Niesen, Aufregung, Husten oder Lachen	**Causticum D12 C**
• **das Kind macht aus Gewohnheit ins Bett;** oft während eines (Alb-)Traums	**Equisetum* D3 N**
• kurz nach dem Einschlafen; **das Kind schläft fest und tief, wacht nicht auf;** träumt vom Urinieren; kommt nicht schnell genug aufs Klo	**Kreosotum* D12 C**
• **das Kind macht tagsüber die Hose nass;** blasses Kind, das schnell errötet	**Ferrum phosphoricum D12 C**
• **das Kind hat Angst, wegen seines Einnässens ausgelacht zu werden;** wenig Selbstvertrauen; es traut sich vieles nicht; träumt vom Urinieren	**Lycopodium D12 C**
• **Bettnässen im ersten Schlaf;** das Kind mag gerne Sport, kräftige Bewegung, Tanzen und gerne alleine sein; eher ein Mittel für Mädchen	**Sepia D12 C**
• bei **sanften, schüchternen, nachgiebigen Kindern,** die schnell weinen und nicht alleine sein wollen	**Pulsatilla D12 C**

→ **auch: Blasenbeschwerden (Seite 38; 39)**

** siehe Seite 17 unten*

B

Eifersucht

• sehr ehrgeiziges Kind; kann nicht verlieren oder hintanstehen; es reagiert wütend, grob und kann auch Schläge austeilen; danach oft Verdauungsbeschwerden	**Nux vomica D12** (C)
• das Kind ist neidisch und eifersüchtig auf alles und jeden; es steht gerne im Mittelpunkt; ist sehr besitzergreifend; sehr streitsüchtig; redet pausenlos	**Lachesis D12** (C)
• störrisches, anhängliches, weinerliches Kind; will die Eltern für sich haben; fühlt sich verlassen; verhält sich wieder wie ein Baby; nässt das Bett	**Pulsatilla D12** (C)

→ **auch: Reizbarkeit (Seite 74)**

Erschöpfung/Schwäche/Müdigkeit

• **nach körperlicher (Muskelkater) oder geistiger Anstrengung;** das Kind fühlt sich zerschlagen, gezerrt, wie geprügelt, ruhe- und schlaflos	**Arnica C30** (N)
• **nach Erkrankungen (vor allem nach Durchfall und Erbrechen);** schon die geringste Anstrengung ist zu viel; das Kind ist *zittrig, unruhig und ängstlich*	**Arsenicum album D12** (N)
• **zittrige Schwäche bei/nach grippalem Infekt, Kummer, Sorgen, Stress oder Prüfungen;** das Kind ist *müde, benommen, wie gelähmt; kann kaum die Augen offen halten*	**Gelsemium D12** (A)
• schnelle Ermüdung, mangelndes Durchhaltevermögen; *Folge von Stress, Überforderung in der Schule oder akuten Virusinfektionen;* das Kind ist appetitlos, vergesslich, mürrisch, unruhig	**Calcium phosphoricum D6** (N)

kurzer Schlaf ist erholsam und tut gut; nach Erkrankungen, Kummer, geistiger Überanstrengung, Verlust von Körperflüssigkeit; schläft tagsüber ein, nickt weg; wirkt unkonzentriert	**Acidum phosphoricum D6** (N)
körperliche und geistige Schwäche mit Kraftlosigkeit und Müdigkeit; unkonzentriert, nervös, ängstlich, schreckhaft; appetitlos; *schlechter Mundgeruch;* nach Krankheiten	**Kalium phosphoricum D6** (N)

KUMMER/TRAUER/HEIMWEH (R)

anfänglicher Schock, vor allem bei einem unerwarteten Todesfall	**Aconitum C30 1 Gabe**
frischer Kummer; kommt über den Verlust eines geliebten Wesens oder Gegenstandes nicht hinweg; Heimweh; viel Seufzen und Weinen; launisches, gar hysterisches Verhalten	**Ignatia D12** (A)
länger bestehender Kummer; will nicht bemitleidet werden, will alleine sein	**Natrium chloratum D12** (N)
Heimweh bei einem Kind mit roten Backen; trotziges Verhalten; will in Ruhe gelassen werden, verliert den Appetit, kann nicht schlafen, ist schlaff und verfroren	**Capsicum* D12** (A)
traurig, resigniert und bedrückt; will alleine sein, wirkt apathisch, appetitlos; tiefes trauriges Seufzen; Folgen von Kummer und Heimweh	**Acidum phosphoricum D6** (A)

** siehe Seite 17 unten*

Nervosität/Unruhe/Hyperaktivität/ADS (R)

Anhaltende Beschwerden fachlich abklären lassen! Eine Konstitutionsbehandlung hat sich bewährt.

Allgemein bewährt

• bei Nervosität, Unruhe in den Beinen und Muskelzuckungen; ängstlich; Zähneknirschen	**Zincum valerianicum* D4** (N)

Weitere bewährte Mittel

• **das Kind wirkt hektisch, gehetzt;** impulsives, überhastetes Verhalten; Verlangen nach Süßem	**Argentum nitricum D12** (A)
• **rastlos, schwach und ängstlich;** penibel und übergenau ▽ **Verschlimmerung: nachts**	**Arsenicum album D12** (A)
• **überdreht unruhig, nervös erregt, hellwach;** kann keinen Schlaf finden, nicht abschalten; Herzklopfen; Folge von Aufregung	**Coffea D12** (A)
• dünnes, lebhaftes, unruhiges Kind; körperlich und geistig Spätentwickler; liebt Geräuchertes, mag keine Milch; ist unzufrieden, leicht ärgerlich; unkonzentriert	**Calcium phosphoricum D6** (N)
• **ständiger Bewegungsdrang; keine Lage ist angenehm;** Kind kann nicht ruhig bleiben, wälzt sich hin und her ▽ **Verschlimmerung: nachts**	**Rhus toxicodendron D12** (N)
• **nervöse Ticks und unfreiwillige Zuckungen** (Lidzuckungen); Kind ist überlebendig, ruhelos, fahrig, unkonzentriert, nervöse Lernschwäche	**Agaricus* D12** (A)

Hände und Füße sind in ständiger Bewegung; das Kind muss ständig mit etwas spielen; *schreckt aus dem Schlaf; Zuckungen; Zähneknirschen*	**Kalium bromatum* D12 (N)**

→ **auch: Schlafstörungen (Seite 81)**

Schlafstörungen (R)

Anhaltende Schlafstörungen fachlich abklären lassen!

Allgemein bewährt

bei nervöser Erschöpfung und Schlaflosigkeit	**Avena sativa D2 (N)**
bei Stress, Nervosität und Schlaflosigkeit	**Passiflora* D2 (N)**

Weitere Mittel

mit plötzlicher Angst und Panik; das Kind schreckt aus dem Schlaf; ist unruhig, wirft sich hin und her; nach Fieber und Albträumen	**Aconitum C30 (A)**
Angst vor bevorstehenden Ereignissen mit Unruhe, Zittrigkeit; das Kind muss ständig zur Toilette	**Argentum nitricum D12 (A)**
mit Angst und Unruhe; das Kind *schreckt* um oder nach Mitternacht *voller Angst aus dem Schlaf;* fordert Zuneigung; *es verlangt nach Wärme*	**Arsenicum album D12 (A)**
durch Ärger oder Schmerzen; das Kind **will getragen werden;** ist überempfindlich, unruhig und übel gelaunt; Folge von Zahnen, Ärger oder Kaffee (der stillenden Mutter)	**Chamomilla D12 (A)**
durch Aufregung; kann nicht abschalten; hektisch, überdreht; Zustand erin-	**Coffea D12 (A) →**

S

nert an eine »Überdosis« Kaffee; stillende Mutter trinkt Kaffee	
• **durch frischen Kummer** (Heimweh, Liebeskummer oder Verlust eines geliebten Wesens); starke Stimmungsschwankungen; seufzt und gähnt; tagsüber müde, nachts schlaflos	**Ignatia C30** A
• nächtliche Albträume; das Kind erwacht aus tiefem Schlaf und schreit vor Angst	**Kalium phosphoricum D6** A
• sehr geräuschempfindlich; wacht gegen 4 Uhr auf, kann nicht mehr einschlafen; schläft erst spät ein, kann nicht abschalten und einschlafen; träumt von der Schule, von Streit	**Nux vomica D12** A

→ **auch: Nervosität (Seite 79)**

Übergewicht, krankhaftes (Adipositas)

• **ruhiges, schüchternes Kind** (Typ Seite 92) mit starkem Appetit; verlangt nach Eiern, mag keine Milch	**Calcium carbonicum D12** C
• **träges Kind,** nascht dauernd, Abneigung gegen Fleisch, Süßes, Salz	**Graphites D12** C
• **rotbackiges Kind;** gieriger Appetit; leidet leicht unter Heimweh	**Capsicum* D12** C
• **Heißhunger nachts;** Gier auf Süßes; (Typ Seite 93)	**Lycopodium D12** C

** siehe Seite 17 unten*

Kinderkrankheiten

In diesem Kapitel finden Sie Tipps für die homöopathische Behandlung und die Prophylaxe der »klassischen« Kinderkrankheiten – für den Fall, dass Ihr Kind keinen oder nur unvollständigen Impfschutz besitzt oder es trotz Impfung zum Ausbruch der Krankheit kommt.
Viele Homöopathen sind Impfungen gegenüber kritisch eingestellt. Gründe: Impfstoffe sind oft nicht so abgeschwächt, dass unerwünschte Impfreaktionen auszuschließen sind. Sie enthalten häufig Konservierungsstoffe oder tierische Eiweiße, auf die allergische Reaktionen möglich sind. Das »Durchmachen« von Kinderkrankheiten stärkt nach homöopathischer Auffassung das Immunsystem und fördert die Entwicklung des Kindes.
In der Homöopathie sind viele bewährte Mittel bekannt, mit denen Kinderkrankheiten gezielt beeinflusst werden können. Im Gegensatz dazu verfügt die Schulmedizin bei den meist viralen (durch Viren ausgelösten) Kinderkrankheiten nicht über Medikamente und drängt deshalb zur Impfung.
Ob Sie sich nun für oder gegen Impfungen für Ihr Kind entscheiden, wichtig ist, dass Sie sich vorab gut informieren. Beide Richtungen haben ihre Risiken und müssen im individuellen Fall abgewogen werden. Lassen Sie sich von Ihrem Arzt und Homöopathen beraten!
Kinderkrankheiten dürfen übrigens nicht von einem Heilpraktiker behandelt werden.

➤ Die Behandlung mit den angegebenen Mitteln bitte mit dem behandelnden Arzt absprechen.

Die vorbeugenden Mittel können Sie dann geben, wenn in Ihrer Umgebung gerade eine der Kinderkrankheiten ausgebrochen ist. Der Krankheitsverlauf kann bei rechtzeitiger Einnahme gemildert, verkürzt, eventuell kann der Ausbruch der Krankheit sogar verhindert werden. Dasselbe Mittel (Ausnahme Scharlach!) kann auch gegeben werden, wenn Folgebeschwerden (zum Beispiel Schwäche) nach einer Kinderkrankheit bestehen.

➤ **Starke oder anhaltende Beschwerden müssen immer fachlich abgeklärt werden!**

Ein wichtiges Mittel

Sulfur D12, Seite 95

➤ Bei Masern, Röteln, Scharlach, **wenn der Ausschlag nicht richtig herauskommt;** ein deutlich auftretender Ausschlag zeigt, dass die Krankheit »nach außen abgeleitet wird«; Komplikationen werden dann selten.

Anwendung: nur 1 Gabe und abwarten – eventuell bis zum Auftreten des Ausschlags ein- bis dreimal wiederholen.

➤ **Nach jeder überstandenen Kinderkrankheit;** zur Entschlackung von restlichen Giftstoffen.

Anwendung: 1 Woche lang 1-mal täglich 1 Gabe

Keuchhusten

Bei Komplikationen wie Mittelohrentzündung, akuter Atemnot, Lungen- und Gehirnhautentzündung – ***Arzt!***

• **Keuchhusten-Nosode** **vorbeugend:** 1-mal täglich für 3 Tage • **bei Folgebeschwerden:** 3-mal wöchentlich für 3 Wochen	**Pertussinum* 30** **s. S. 91**

Rotes Gesicht, wenig Schleim

• **plötzlich trockener bellender Husten** mit knallrotem Gesicht; dabei pochende Kopfschmerzen; trockener Hals, berührungsempfindlicher Kehlkopf; hohes Fieber, wenig Durst	**Belladonna D12** Ⓢ

• **das Kind wacht nachts** (meist nach 24 Uhr) **mit einem plötzlichen erstickenden Hustenanfall auf;** ist verängstigt; rastlos; Fieber, Durst groß	**Aconitum C30** (S)
• **Hauptmittel: heftige kurze, bellende Hustenattacken mit dunkel- bis blaurotem Gesicht;** atemlos; mit Würgen und Erbrechen; **schlimmer im Liegen,** um 24 Uhr, beim Sprechen	**Drosera D6** (A)

Dunkelrotes bis bläuliches Gesicht, reichlich Schleim

• **krampfartiger würgender Husten,** das Kind hustet oder erbricht weißen, zähen Schleim; Rasseln in der Brust; besser durch Kühle, *kalte Getränke*	**Coccus cacti* D6** (A)

Blasses Gesicht, das beim Husten bläulich anläuft

• **erstickender Husten; mit Würgen und Erbrechen;** lautes Rasseln in der Brust; der zähe Schleim lässt sich kaum abhusten; *das blasse Gesicht wird im Anfall kurz rot, dann bläulich*	**Ipecacuanha D12** (A)
• **das Kind ist blass, erschöpft; es hat lang anhaltende Hustenanfälle;** Atemnot; wird dann steif, **läuft blau an;** *mit Krämpfen und Zuckungen*	**Cuprum metallicum D12** (S)
• **starkes Verlangen nach frischer Luft** (am besten wird Luft zugefächelt); Atemnot; kalter Schweiß; krampfhafter Husten mit Rasseln und Pfeifen; häufig auch Nasenbluten; schlimmer durch Wärme	**Carbo vegetabilis* D12** (A)

K

Reichlich Schleim am Ende der Erkrankung

• **milder, gelbgrüner Schleim, der sich morgens gut abhusten lässt;** nachts trockener Husten; tagsüber wenig Beschwerden; **weinerliches, anhängliches Kind;** will frische Luft	**Pulsatilla D12** (A)

→ **auch: Husten (Seite 53)**

Masern

Bei Komplikationen wie Mittelohr-, Lungen- oder Gehirnhautentzündung – ***Arzt!***

• **Masern-Nosode** **vorbeugend:** 1-mal täglich für 3 Tage • **bei Folgebeschwerden:** 3-mal wöchentlich für 3 Wochen	**Morbillinum* 30 s. S. 91**

Fieber

• **mittleres Fieber (bis 39 °C);** blassrotes, fleckiges Gesicht; kaum beeinträchtigtes Allgemeinbefinden	**Ferrum phosphoricum D12**
• **plötzlich auftretendes, hohes Fieber (über 39 °C); trockene Haut; großer Durst auf Kaltes;** das Kind ist unruhig und ängstlich	**Aconitum C30** (S)
• **hohes Fieber (über 39 °C); trockene Haut; kein Durst;** der Ausschlag verschwindet zu schnell; Gesicht, Lider und Haut blassrot geschwollen; Wärme verschlimmert	**Apis D12** (A)
• **plötzlich auftretendes hohes Fieber (über 39 °C); wenig Durst;** *tomatenroter Ausschlag;* Fieberwahn; Fieber anfangs trocken, dann *mit Schweiß; das Kind dampft,* will zugedeckt sein	**Belladonna D12** (S)

• **schleichender Beginn; bleierne Müdigkeit, Schlafsucht; Glieder- und Kopfschmerzen;** kein Durst; anfangs Frostschauer; *mittleres Fieber (bis 39 °C);* Fließschnupfen, Niesen	**Gelsemium D12 (A)**

ERKÄLTUNGSBESCHWERDEN

• **Bindehautentzündung mit tränenden Augen; starke Lichtempfindlichkeit;** Tränen sind scharf und wund machend; milder Schnupfen; Husten	**Euphrasia D6 (A)**
• **Hauptmittel: verklebte Augen, Fieber; weinerlich;** milde, dicke, gelbgrüne Absonderungen (Auge, Nase, Bronchien, Ohr); trockener Mund, wenig Durst; **Verlangen nach frischer Luft;** verträgt keine Wärme	**Pulsatilla D12 (A)**
• **trockener schmerzhafter Husten;** berstende Kopfschmerzen; das Kind hält sich beim Husten die Brust; **gieriger Durst auf Kaltes;** ist reizbar; will seine Ruhe haben; der Ausschlag kommt verspätet	**Bryonia D12 (A)**

MUMPS

Bei Komplikationen wie Bauchspeicheldrüsen-, Brust-, Hoden-, Eierstock- oder Gehirnhautentzündung – *Arzt!*

• **Mumps-Nosode** **vorbeugend:** 1-mal täglich für 3 Tage • **bei Folgebeschwerden:** 3-mal wöchentlich für 3 Wochen	**Parotidinum* 30** **s. S. 91**

SEITE DER SCHWELLUNG

• **rechte Seite entzündet und geschwollen;** Hals sehr berührungsempfindlich;	**Belladonna D12 (A) →**

plötzlicher, heftiger Beginn mit hohem Fieber (über 39 °C); rote Augen, rotes Gesicht; trockener Mund	
• **linke Seite entzündet, geschwollen; Kälte verschlimmert;** beim Kauen knackt es im Kiefer; rote Zungenspitze; starke Gliederschmerzen; Fieberbläschen	**Rhus toxicodendron D12 (A)**
• **linke Seite entzündet und geschwollen;** *Einengung, Berührung am Hals,* **Wärme und warme Getränke verschlimmern;** kann kaum schlucken	**Lachesis D12 (A)**

Harte geschwollene Drüsen

• **harte Schwellung am Ohr;** beim Schlucken ziehen die Schmerzen bis zum Ohr; wunder, dunkelroter Hals; Schwäche und Zerschlagenheitsgefühl	**Phytolacca D12 (A)**

Starke Speichelbildung

• **Hauptmittel;** mit heftigem Schwitzen	**Jaborandi* D6 (A)**
• **mit üblem Mundgeruch;** schlechter Geschmack im Mund; nächtliches Schwitzen; weder Hitze noch Kälte werden vertragen; großer Durst	**Mercurius solubilis D12 (A)**

Sehr anhängliches, weinerliches Kind

• **verlangt nach Trost und Zuwendung;** wenig Schmerzen; wenig Durst; das Kind fühlt sich tagsüber besser als nachts; *verlangt nach frischer Luft; verträgt keine Wärme;* Schmerzen/Schwellung in Hoden/Brust	**Pulsatilla D12 (A)**

Röteln

Schwangere Frauen dürfen mit an Röteln erkrankten Kindern nicht in Kontakt kommen. Bei Komplikationen wie Hals- und Ohrenschmerzen sowie – sehr selten: Gelenk- und Gehirnhautentzündung – ***Arzt!***

• **Röteln-Nosode** **vorbeugend:** 1-mal täglich für 3 Tage • **bei Folgebeschwerden:** 3-mal wöchentlich für 3 Wochen	**Rubella* 30** **s. S. 91**

Die wichtigsten Mittel

• **Hauptmittel: leichtes bis mittleres Fieber (bis 39,5 °C);** blassrotes, fleckiges Gesicht; wenig getrübtes Allgemeinbefinden	**Ferrum phosphoricum D12** (A)
• **rascher heftiger Beginn, hohes Fieber,** klopfende Schmerzen; vollblütige Kinder: Backen, Augen und Gesicht sind gerötet	**Belladonna D12** (A)

Scharlach

Bei Komplikationen wie Mittelohr- oder Nierenentzündung, Rheuma oder Herzklappenfehler – ***Arzt!***

• **vorbeugend:** 1-mal täglich für 3 Tage	**Belladonna C30**
• **Scharlach-Nosode** **bei Folgebeschwerden:** 3-mal wöchentlich für 3 Wochen	**Scarlatinum* 30** **s. S. 91**

Wichtige Mittel

• **Hauptmittel: plötzlich auftretendes hohes Fieber mit heißem, rotem Gesicht;** *starke Halsschmerzen mit leuchtend rotem Rachen und knallroter*	**Belladonna D12** (S) →

Zunge; tomatenroter Hautausschlag; klopfende Empfindungen; schweißige, dampfende Haut, das Kind will zugedeckt sein	
● **feuerrote Zunge, trockenes Fieber, trockener Mund, kein Durst;** *stechende Halsschmerzen, besser durch Kälte, schlimmer durch Wärme;* blassrote Schwellung im Hals; geschwollenes Zäpfchen	**Apis D12** (S)
● **dunkelroter Hals, bläulich roter Ausschlag;** Fieber mit Schüttelfrost; trockener Mund; *starke Schluckbeschwerden; meist links* ▽ **Verschlimmerung: durch Wärme** △ **Besserung:** durch *Kälte, Eis*	**Lachesis D12** (A)

Windpocken

Bei seltenen Komplikationen wie Bronchitis, Bindehautentzündung oder Arthritis – ***zum Arzt!***

● **Windpocken-Nosode** **vorbeugend:** 1-mal täglich für 3 Tage ● **bei Folgebeschwerden:** 3-mal wöchentlich für 3 Wochen	**Varicellinum* 30** **s. S. 91**

Die wichtigsten Mittel

● **Anfangsstadium** mit Schüttelfrost, **rasch hohem Fieber,** *großem Durst*	**Aconitum D12** (S)
● **rasch hohes Fieber;** rotes Gesicht, pochende Kopfschmerzen; *wenig Durst*	**Belladonna D12** (S)
● **leichtes Fieber;** kaum beeinträchtigtes Allgemeinbefinden	**Ferrum phosphoricum D12** (S)

• **Hauptmittel: juckende, brennende Bläschen auf roter Haut;** *kratzt sich; unerträglicher Juckreiz,* **besser durch Wärme** *(Auflagen, Kompressen); aufgekratzte Bläschen eitern rasch;* starke Unruhe; das Kind kann nicht schlafen, wirft sich hin und her	**Rhus toxicodendron D12** Ⓐ
• **Bläschen auf geschwollener roter Haut;** stechende Schmerzen, Jucken, **besser durch Kälte** (Auflagen, Kompressen); geschwollene Lider	**Apis D12** Ⓐ
• **rasselnder Husten;** brennende eitrige Pusteln, die pockenartig aussehen und verkrusten; das Kind kann den Schleim nur schwer abhusten; es würgt und erbricht; **dick weiß belegte Zunge**	**Tartarus stibiatus D6** Ⓐ
• **Erkältung mit dicken gelbgrünen Absonderungen; das Kind ist weinerlich,** launisch, **anhänglich;** Verlangen nach frischer Luft; Juckreiz durch Wärme jeglicher Art; nach dem Kratzen verkrustet der Ausschlag	**Pulsatilla D12** Ⓐ
• **Juckreiz ist in der Bettwärme, nach Waschen und Baden unerträglich;** das Kind kratzt sich blutig	**Sulfur D12** Ⓐ

Zu den Nosoden:
Sollte Ihre Apotheke die Krankheits-Nosoden nicht beziehen können, dann können Sie diese in England bei Helios Pharmacy (bei www.helius.co.uk auch über das Internet) bestellen. Helius Pharmacy, 89–97 Camden Road, Tunbridge Well, Kent, TN1 2QR, GB, Tel.: 0044-1892-537254, Fax: 0044-1892-546850, email: pharmacy@helius.co.uk
Die Potenz ist C30 oder D30 (in Englisch 30c).

W

10 Kindertypen und ihre Mittel

Oft passen homöopathische Mittel zu einem bestimmten Kindertyp beziehungsweise zu einem bestimmten Verhaltensmuster. Wenn eine der folgenden Beschreibungen für Ihren kleinen »Patienten« typisch erscheint, haben Sie das richtige Mittel meist schon gefunden.

Calcium-carbonicum-Typ: Dieses Kind wirkt leicht schlaff, dicklich oder dickbäuchig, mit großem Kopf; es neigt zum Schwitzen, vor allem an den Füßen oder nachts am Kopf; es friert und erkältet sich leicht, verträgt keine Milch, hat Durchfälle oder Erbrechen, die sauer riechen; es isst gerne Süßigkeiten, Kekse, Kuchen, Eis und liebt Eier sowie eiskalte Getränke, aber auch Unverdauliches wie Kreide, Steine oder Erde; meist ist es gut zu haben, etwas zurückhaltend und schüchtern; es schaut anderen lieber beim Spielen zu; hat Angst vor Fremden, der Dunkelheit, Hunden, Mäusen, Tod und Teufel; kann recht dickköpfig sein; oft etwas langsam und behäbig sowie geistig oder körperlich ein Spätentwickler (etwa beim Zahnen, Laufen oder Sprechenlernen); Wachstums- und Lernstörungen. (→ auch Seite 102)

Calcium-phosphoricum-Typ: Dieses Kind ist eine Mischung aus Calcium-carbonicum- und Phosphorus-Typ; es ist lebhaft, blass, schlank, sensibel und leicht erschöpft; oft dunkelhaarig; mit schwacher Wirbelsäule, schlechter Entwicklung der Knochen und dünnem, langem Hals; die Zähne kommen oft schmerzhaft und zu spät; es ist häufig ungeduldig, ängstlich, unkonzentriert und neigt zu Schulkopfschmerzen; es schwitzt nachts an Kopf oder Hals und leidet oft unter Blähungen und Durchfall. (→ auch Seite 103)

Chamomilla-Typ: Dieses Kind ist überempfindlich, ärgerlich, leicht reizbar, will andauernd etwas haben, wirft es aber sofort ärgerlich wieder weg; es hat Wutanfälle und tobt, schlägt mit dem Kopf gegen die Wand; es wirft sich unruhig hin und her, strampelt und schreit, will herumgetragen werden und braucht andauernde Aufmerksamkeit; der Körper ist heiß und verschwitzt, eine Backe oft blass, die andere rot; oft hat es Zahnungs- oder Bauchbeschwerden mit Kolik und Durchfall, der wie gehackter Spinat aussieht. (→ auch Seite 104)

Lycopodium-Typ: Dieses Kind ist dünn mit großem Kopf und aufgeblähtem Bauch; es beschäftigt sich gut alleine (Spielen und Lesen), muss aber wissen, dass jemand in der Nähe ist; es macht viele Schreibfehler, weint schnell, ist nervös, schüchtern und hat oft kein Selbstvertrauen; sobald es dieses aber einmal gefasst hat, kann es furchtbar angeben und Schwächere tyrannisieren und schikanieren; es hat Angst, gehänselt zu werden und vor der Klasse zu sprechen; dies kann zu körperlichen Beschwerden wie Bauchkoliken führen; es hat großes Verlangen nach Süßigkeiten, ist beim Essen aber nach wenigen Bissen voll; viele Blähungen; viele Beschwerden wie Mandelentzündung oder Mittelohrentzündung beginnen rechtsseitig; es neigt zu Bronchitis und ist morgens schlecht gelaunt. (→ auch Seite 114)

Natrium-chloratum-Typ: Dieses Kind ist sensibel, schnell verletzbar und kann sehr nachtragend sein; deshalb hat es wenig Freunde, ist lieber alleine und liest gerne; nach einem schweren Schicksalsschlag (etwa Scheidung der Eltern) reagiert es anfangs oft hysterisch, dann zieht es sich zurück und will weder Trost noch Sympathie; es möchte eigentlich Liebe und Zuneigung, kann dies aber nicht zeigen; es liebt Tiere und ist deshalb oft Vegetarier; es hat viel Durst, liebt Salziges und Brot; bekommt leicht Fließ- oder Heuschnupfen, trockene rissige Lippen und Fieberbläschen; es leidet häufig unter Kopfschmerzen. (→ auch Seite 115)

Nux-vomica-Typ: Dieses Kind kennt meist keine Angst (außer vor Dunkelheit), ist dünn, drahtig, ruhelos, schnell gereizt, dickköpfig, stur, rebellisch und reagiert aggressiv oder ungeduldig; es schlägt sich schnell mit anderen und wacht morgens äußerst schlecht gelaunt auf; es ist sehr ehrgeizig, kann nur schlecht verlieren oder eigene Fehler eingestehen; oft ist es auch penibel und pingelig; häufig Probleme in der Schule, kann sich nicht konzentrieren und ist schlecht im Rechnen; Ärger bereitet Verdauungsbeschwerden; es ist häufig verstopft oder hat krampfartige Beschwerden (Bauchschmerzen, Erbrechen), die sich durch Wärme bessern. (→ auch Seite 116)

Phosphorus-Typ: Dieses Kind ist lebhaft, extrovertiert, fröhlich, sehr hilfsbereit und aufgeschlossen, aber auch leicht zu beeindrucken und sehr schreckhaft; es hat eine blühende Fantasie und viele Ängste (Geister, Dunkelheit, Dämmerung, Gewitter); oft ist es künstlerisch begabt; von meist zartem, schlankem und schnellem Wuchs, es hat oft feines (rötliches) Haar und lange Wimpern; es ist schnell erschöpft, erholt sich aber in der Regel rasch; es hat Durst auf Eiskaltes und liebt Eis, Schokolade, Salziges und Brause. (→ auch Seite 116)

Pulsatilla-Typ: Dieses Kind ist sanft, nachgiebig und verzagt (vor allem Mädchen), häufig hellhäutig, blauäugig und blond; oft ist es sehr launisch, weinerlich und von ängstlicher Natur, nicht gerne allein, hat Angst im Dunkeln, will umsorgt und getröstet werden; es ist sehr anhänglich und will getragen werden (wie Chamomilla-Typ); die Stimmung schwankt rasch, es kann liebevoll, dann eifersüchtig, dann quengelig sein, in einem Moment lachend, dann weinend; oft versucht es, anderen zu gefallen oder sie gefühlsmäßig zu erpressen; es hat keinen Durst und fettes, schweres Essen bereitet Probleme; Wärme und stickige Luft werden schlecht vertragen; es besteht ein Verlangen nach frischer Luft, obwohl es sich leicht verkühlt. (→ auch Seite 118)

Silicea-Typ: Dieses Kind ist fein, zart, höflich, wohlerzogen, intelligent, sehr gewissenhaft und genau; es leidet häufig unter mangelndem Selbstbewusstsein, ist schüchtern und hat Angst vor Neuem, vor Fremden und vor dem Versagen oder vor Nadeln oder Ähnlichem; es kann aber auch recht stur und dickköpfig sein, ohne dabei aggressiv zu werden; es ist meist äußerst verfroren, verlangt nach Wärme (Wärmflasche, Heizkörper) und trägt – oft trotz seiner Schweißfüße – selbst im Bett Socken; es schwitzt leicht an Kopf und Füßen; schwächelt und kränkelt häufig mit Neigung zu Erkältungen, Ohrinfektionen und vergrößerten Drüsen; der Appetit ist schwach und die Nahrung wird nicht richtig verwertet; Gewichtsverlust, Nagelstörungen und dünnes Haar sind die Folge; häufig treten die Beschwerden nach Impfungen auf. (→ auch Seite 119)

Sulfur-Typ: Dieses Kind ist leicht erregt, nicht ruhig zu stellen, schmollt leicht und weigert sich dann zu sprechen; will es etwas, so geht es ihm nicht schnell genug; es ist ein kleiner Egoist, der furchtbar neugierig ist und voller Ideen und Einfälle steckt; es ist stinkfaul, wenn es um Pflichten (Schule, Zuhause) geht, die es nicht mag; es hat einen ausgeprägten Sammlertrieb; ist meist unordentlich und wäscht sich nur ungern; hat nachts oft heiße Füße und deckt sich dann auf (Babys strampeln sich frei); es ist meist hungrig und durstig; dabei liebt es Süßigkeiten, Salz, Fett und Pizza; Lippen, Mund, Nasenlöcher, Lider und Po sind oft rot oder wund; die Haut neigt zu Unreinheiten und ist meist trocken, schuppig und rau. (→ auch Seite 121)

Leitsymptome wichtiger homöopathischer Mittel

Hier finden Sie die wichtigsten Homöopathika des Buches in alphabetischer Reihenfolge, zusammen mit dem deutschen Namen (zugleich der Inhaltsstoff). Für jedes Mittel sind die prägnantesten Symptome (= Leitsymptome) beschrieben, die bestimmend sind für die Heilung.
Sollten bei Ihrer Mittelsuche mehrere Mittel in Frage kommen, dann vergleichen Sie deren hier beschriebene Leitsymptome mit den Beschwerden Ihres Kindes und wählen das Mittel aus, bei dem die Übereinstimmung (Ähnlichkeit) am größten ist.
Bedenken Sie, dass nicht alle aufgeführten Symptome in einem Fall zutreffen müssen. Wichtig ist die **maximale Ähnlichkeit!**
Unter dem Stichwort »**Bewährt bei**« sind die in diesem Ratgeber angegebenen Einsatzgebiete genannt, in denen sich das Mittel besonders gut bewährt hat. Bei den aufgeführten Krankheiten gehört das beschriebene Mittel immer in die engere Wahl. Unter »***Passt zu***« finden Sie bei etlichen Mitteln eine allgemeine Charakterisierung des Menschentyps oder des Verhaltens des Kindes, wie es für dieses Mittel typisch ist. Nicht immer wird alles genau auf das Kind zutreffen; stimmen jedoch Symptome und Charakterisierung überein, dann gehört das Mittel in die engste Auswahl.
Hinweise oder ***Warnungen*** machen Sie auf Besonderheiten aufmerksam – bitte nicht übersehen!
»▽ = **Verschlimmerung**« hebt alle Faktoren hervor, die zur Verschlimmerung der Beschwerden beitragen,
»△ = **Besserung**« listet die Umstände auf, die einen Rückgang der Beschwerden bewirken. Da diese Umstände in der Homöopathie oft sehr typisch sind, können sie bei der Wahl des Mittels entscheidende Hilfen sein.

Acidum Phosphoricum (Phosphorsäure)

Bewährt bei: Schwächezuständen; Schulkopfschmerzen, Wachstumsschmerzen

→ ***Passt zu:*** *Kindern, die sich in der Schule leicht überfordert fühlen und körperlich schnell wachsen*

- Schwäche, Müdigkeit; das Kind nickt plötzlich weg
- es wirkt vergesslich, unkonzentriert, interesselos und gleichgültig
- großes Verlangen nach frischen, saftigen Dingen
- Schulkopfschmerzen durch geistige Überanstrengung
- Folge von Kummer und akuten Krankheiten

Aconitum (blauer Eisenhut)

Bewährt: als erstes Mittel bei allen akuten Erkrankungen und (fieberhaften) Entzündungen

Wird das Mittel frühzeitig gegeben, verhindert es oft den Ausbruch einer Krankheit (beispielsweise einer Grippe).

→ ***Passt zu:*** *sehr ängstlichen und ruhelosen Kindern, mit Panik, Panikattacken (auch aus dem Schlaf) bis hin zur Todesangst (»glauben, sterben zu müssen«)*

- Folgen von Schreck, Schock, Unfall
- Folgen von trockener Kälte, kaltem Wetter oder Wind
- alle Beschwerden, **die akut, plötzlich, mit großer Heftigkeit auftreten**
- plötzliches Frösteln, dann rascher, sehr hoher Fieberanstieg (über 39,5 °C) mit hartem, schnellem Puls (gleich beim ersten Frösteln geben!)
- die Haut ist **heiß und trocken**; ein Schweißausbruch erleichtert und senkt das Fieber
- das gerötete Gesicht wird beim Aufrichten blass
- unerträgliche Schmerzen
- dabei körperliche und geistige Unruhe
- **großer Durst** auf kalte Getränke
  - **Verschlimmerung:** um Mitternacht; durch Wärme, kalten Wind
  - **Besserung:** durch frische Luft, Aufdecken

A

Aethusa (Hundspetersilie)

Bewährt bei: *Säuglingserbrechen*

- Verdauungsbeschwerden nach Milch mit Übelkeit, Erbrechen, Bauchkoliken und Durchfall
- die erbrochene Milch erscheint wie geronnen
- schwaches Kind, schläft nach dem Erbrechen wieder ein

Allium cepa (Küchenzwiebel)

Bewährt bei: Heuschnupfen und Erkältungen als Folge von Kälte, Wind und Feuchtigkeit

- Niesreiz mit Fließschnupfen und wässrigem, sehr wund machendem, **scharfem Nasensekret**
- rote Augen, Augenbrennen und Tränenfluss mit **milden Tränen,** von denen die Augen nicht gereizt werden
- Kratzen und Jucken im Hals, raue Stimme
- hackender Husten, vor allem durch kalte Luft
  - **Verschlimmerung:** abends und im Warmen
  - **Besserung:** an der frischen Luft, in kühlen Räumen

Antimonium crudum/ Stibiatum sulfuratum nigrum (Schwarzer Spiessglanz)

Bewährt bei: Verdauungsstörungen, Warzen und Hautausschlägen

→ ***Passt zu:*** *ängstlichen Kindern, die* ***weder angeschaut noch angefasst werden wollen*** *und schnell beleidigt reagieren; sie haben einen gierigen Appetit und neigen dazu, sich zu überessen*

- die Zunge hat einen **dicken weißen Belag**
- Folge von Überessen; Verlangen nach Saurem, das allerdings Beschwerden bereitet, eventuell aber auch Appetitverlust; Neigung zu Fettsucht
- Aufstoßen (schmeckt nach zuletzt Gegessenem); Übelkeit, Erbrechen und Sodbrennen
- Hautausschläge mit Pusteln; später Krusten, die vorwiegend nachts jucken und brennen
  - **Verschlimmerung: durch Saures; kalte Bäder, feuchte Kälte; Sonne, Hitze**

Antimonium tartaricum/Tartarus stibiatus (Brechweinstein)

Bewährt bei: Husten mit schwer löslichem Schleim

- das Kind sieht schwach, blass und krank aus
- hat einen rasselnden Husten, der sich nur schwer löst
- kann den Schleim kaum abhusten, würgt und erbricht
- Atemnot, das Kind muss sich aufsetzen, läuft blau an
- große Benommenheit und Schläfrigkeit
  - **Verschlimmerung:** im Liegen; abends; durch Wärme, feuchtkaltes Wetter, Milch und saure Speisen

Apis (Honigbiene)

Bewährt bei: Insektenstichen (vor allem Bienenstichen), Hautausschlägen, Hals- und Blasenentzündungen

→ ***Passt zu:*** *ruhelos nervösen, zappeligen, auch eifersüchtigen Kindern; im Fieber wird die Unruhe von Apathie abgelöst*

Ein klassisches Beispiel für das Ähnlichkeitsprinzip der Homöopathie (Seite 4)! Die meisten Menschen kennen die Auswirkungen eines Bienenstichs:

- Haut oder Schleimhaut geschwollen, blassrot, heiß
- brennende, stechende Schmerzen
- die schmerzhaften Stellen sind sehr empfindlich
- Gefühl, der Hals oder die Blase sei zugeschnürt
- fehlender Durst, auch bei Fieber
  - **Verschlimmerung:** durch Wärme und Hitze, bei Berührung, nach dem Schlaf, am Spätnachmittag
  - **Besserung:** an der frischen Luft; durch kalte Bäder und Umschläge

A

Argentum nitricum (Silbernitrat)

Bewährt bei: Durchfall vor wichtigen Ereignissen, Schul- und Prüfungsangst

→ ***Passt zu:*** *impulsiv und hektisch handelnden Kindern mit nervösen Angstzuständen* ***(zum Beispiel vor Prüfungen)***

- viele Ängste: Höhen- und Tiefenangst; Angst vor Krankheit, Krankenhaus oder **bedeutenden Ereignissen**
- **Durchfall aus Angst und vor Prüfungen**

- **starkes Verlangen nach Zucker**
- ständiges Aufstoßen mit Erbrechen und Übelkeit
- krampfartige Bauchschmerzen mit starken Blähungen
  - **Verschlimmerung: nach Zucker,** Käse und Salzigem; vor Prüfungen

Arnica (Bergwohlverleih)

Wichtigstes und erstes Mittel bei allen Verletzungen und bei Verletzungsschock!

- Prellungen, Quetschungen, Verstauchungen, Blutungen
- körperliche Überanstrengung mit Muskelkater
- das Kind fühlt sich zerschlagen, wund und lahm
- das Bett scheint zu hart, Kind ist ruhe- und schlaflos
- es ist überempfindlich, möchte nicht berührt werden
  - **Verschlimmerung:** durch Berührung und Bewegung; in feuchter Kälte
  - **Besserung:** im Liegen

Arsenicum album (weisses Arsenik)

Bewährt bei: Brechdurchfall/Lebensmittelvergiftungen

→ ***Passt zu:*** *ruhelos, unruhig, getrieben wirkenden Kindern; sie sind sehr ängstlich und wollen nicht alleine sein; sie fordern, wollen Zuneigung, sind überempfindlich, sehr ordentlich und übergenau; können sehr lehrerhaft sein*

- sehr kälteempfindlich und verfroren
- oft entkräftet, schwach, nach geringster Anstrengung erschöpft
- Herzklopfen, Atembeklemmung, pfeifende Einatmung
- **brennende Schmerzen**
  - **Besserung:** durch Wärme!
- großer Durst mit Verlangen nach warmen Getränken, die dann schluckweise getrunken werden
- Brechdurchfall, zum Beispiel bei Lebensmittelvergiftungen (vor allem durch Fisch und Fleisch), aber auch nach Früchten, Saurem oder kalten Getränken
  - **Verschlimmerung: nach Mitternacht,** durch Kälte, durch kaltes und nasses Wetter
  - **Besserung:** durch Wärme und warme Getränke

Belladonna (Tollkirsche)

Bewährt bei: akuten, plötzlich auftretenden, schmerzhaften und kolikartigen Erkrankungen und Entzündungen, die plötzlich kommen und gehen

→ ***Passt zu:*** *Kindern, die plötzlich aggressiv reagieren, beißen oder um sich schlagen; sie haben wilde Fieberträume, wirken dann benommen, schlafen aber unruhig*

- Erkrankungen mit hohem Fieber, rotem Gesicht, heißem und verschwitztem Kopf, aber kalten Extremitäten; das Kind »dampft« unter der Bettdecke, möchte aber nicht aufgedeckt sein; kein Durst während des Fiebers; der Puls ist schnell, hart und klopfend (oft sichtbar an der Halsschlagader)
- Folge von feuchtkaltem Wetter, nassem Haar, Luftzug
- knallrote, heiße Entzündungen und brennende oder **klopfende/pochende Schmerzen**
- oft vergrößerte Pupillen und glänzende Augen
- Empfindlichkeit gegen Erschütterungen, Lärm und grelles Licht
- trockener Mund, aber Abneigung gegen Wasser
- krampfartige Schmerzen in Bauch, Hals und Unterleib
  - **Verschlimmerung:** nachmittags und abends; durch Berührung, Erschütterung und Lärm; beim Hinlegen
  - **Besserung:** in Ruhe, im aufgerichteten Sitzen, beim Rückwärtsbeugen

Borax (Natriumborat)

Bewährt bei: Soor, Aphthen, Reisekrankheit

→ ***Passt zu:*** *Kindern, die große Furcht vor Abwärtsbewegungen haben (Schaukel, Lift, Landeanflug)*

- Angst, Schwindel und Übelkeit bei Abwärtsbewegungen
- weiße Beläge im Mund (Soor, Pilzbefall, Candida)
- Aphthen und Mundgeschwüre, die leicht bluten
- sehr empfindlich auf Geräusche

Bryonia (rotbeerige Zaunrübe)

Bewährt bei: *Kopfschmerzen, Durchfall, Erkältung und* ***trockenem Husten,*** *eventuell mit Brustschmerzen*

→ ***Passt zu:*** *sehr reizbaren Kindern; sie wollen ihre Ruhe, zu Hause sein und mögen nicht getragen werden*

- Beschwerden nach heißen Tagen; vor allem, wenn es zuvor kühl gewesen ist
- **stechende,** ziehende Schmerzen (Brust, Kopf, Gelenke)
  - **Verschlimmerung: durch die kleinste Bewegung**
  - **Besserung:** durch absolute Ruhe
- muss sich beim Husten aufsetzen und hält sich die Brust
- alle Schleimhäute sind äußerst trocken, deshalb **großer Durst auf kalte Getränke,** die in gierigen Zügen getrunken werden; oft mit trockenen, eingerissenen Lippen und bitterem Geschmack im Mund
- starke Verstopfung mit trockenem, hartem Stuhl
- Verstauchungen und Zerrungen
  - **Verschlimmerung:** durch Bewegung, Hitze und Wärme (bei Gelenkbeschwerden kann Wärme auch lindern); durch Ärger und Aufregung
  - **Besserung:** durch Ruhe; durch festen Druck (liegt gerne auf der schmerzenden Seite); an der frischen Luft; durch kalte Getränke

Calcium carbonicum (Austernschale)

Bewährt bei: Durchfall, Zahnungsbeschwerden, Polypen, Infektanfälligkeit und Übergewicht

→ *Bewährtes Kindermittel (→ auch Seite 92)*

- Mangel an Spannkraft
- schwitzt schon **nach der geringsten Anstrengung,** nächtliche Schweißausbrüche, vorwiegend an Kopf, Nacken und Brust
- kalte, feuchte Füße
- sehr kälteempfindlich und infektanfällig, das Kind erkältet sich andauernd
- Neigung zu krankhaftem Übergewicht mit starkem Hunger und **Verlangen nach Eiern** und Süßigkeiten
- Abneigung gegen Milch, Fleisch und Fett, mit saurem Aufstoßen und Erbrechen
- fühlt sich besser bei Verstopfung
- alle Körperausscheidungen riechen sauer

- **Verschlimmerung:** durch jede (körperliche und geistige) Anstrengung, Kälte und Feuchtigkeit in jeglicher Form
- **Besserung:** im Warmen, bei trockenem Wetter

Calcium phosphoricum (Calcium-hydrogenphosphat)

Bewährt bei: Durchfall, Zahnungsbeschwerden, Polypen und Schulkopfschmerzen

→ *Wichtiges Kindermittel (→ auch Seite 92)*

- bei nächtlichen Knochenschmerzen (vor allem während der Wachstumsschübe)
- Kopfschmerzen der Schulkinder und bei Wetterwechsel
- kalte Hände, kalte Füße
- saures Aufstoßen und Erbrechen; häufig Blähungen
- krampfartige Bauchschmerzen, gleich nach dem Essen
- **Verlangen nach Salzigem und Geräuchertem**
- Durchfall während der Zahnung oder nach saftigen Früchten – mit übel riechenden Blähungen
- Erschöpfung und Müdigkeit nach Viruserkrankungen
  - **Verschlimmerung:** bei kaltem und feuchtem Wetter; bei Wetterwechsel; nachts und in der Ruhe
  - **Besserung:** bei warmem, trockenem Wetter; im Sommer; bei leichter Bewegung an der frischen Luft

Calendula (Ringelblume)

Ausgezeichnetes Wundheilmittel

Bewährt bei: allen Wunden, vor allem Schürf-, Riss- und Schnittwunden; Blutungen; Entzündungen und Geschwüren

C

Cantharis (spanische Fliege)

Bewährt bei: Blasenentzündung, Harnwegsinfekten, Verbrennungen und Verbrühungen

- stark brennende Schmerzen
- **wichtigstes Mittel bei Blasenentzündung,** mit schneidenden Schmerzen vor, während und nach dem Urinieren; anhaltender Drang zum Wasserlassen; der Urin geht nur tropfenweise ab

- Urin brennt wie Feuer, ist rot bis rotbraun
- Verbrennungen und Verbrühungen mit wundem Fleisch
- Sonnenbrand
  - **Verschlimmerung:** durch Trinken, Berührung, Stehen oder Gehen, Wasserlassen

Chamomilla (Echte Kamille)

Bewährt bei: Zahnungsbeschwerden; Blähungskoliken, Durchfall, Ohrenschmerzen

→ *Bewährtes Kindermittel (→ auch Seite 93)*

- **Zahnen** und Zahnschmerzen
- **wichtigstes Mittel bei Zahnungsbeschwerden**
- grünliche, unverdaute Durchfälle, wie »gehackter Spinat«; riechen nach verfaulten Eiern
- stechende Ohrenschmerzen, wobei Hitze und Schwellung das Kind verrückt machen
- Bauchkrämpfe und Blähungskoliken
  - **Besserung:** durch Wärme
- eine Backe ist rot, die andere blass
- Schwitzen am Kopf, Kind ist heiß und durstig
- Schmerzen kommen anfallweise und sind unerträglich
  - **Verschlimmerung:** durch Ärger, Zorn, Aufregung, Berührung und Annäherung; morgens um 9 Uhr und abends zwischen 21 und 24 Uhr
  - **Besserung:** durch Tragen

Hinweis: Bei ruhigen und sanften Kindern hilft Chamomilla (meist) nicht! Alternative: Pulsatilla, Seite 118

China (Chinarinde)

Bewährt bei: Blähungen, Durchfall, Schwäche nach Flüssigkeitsverlust

- Folgen von Krankheit oder **Flüssigkeitsverlust** (etwa Durchfall, Schwitzen, Erbrechen)
- das Kind wirkt geschwächt, nervös und überempfindlich
- neigt zu Schweißausbrüchen
- starke Blähungen des ganzen Bauches; häufiges Aufstoßen, das aber keine Erleichterung bringt

- schmerzloser Durchfall mit gelben, unverdauten Stühlen; häufig nach Obst
- Heißhunger mit Gier nach Süßem oder Appetitlosigkeit
- Beschwerden treten oft in regelmäßigen Abständen auf
  - **Verschlimmerung:** durch Zugluft, Kälte, Berührung, Gerüche, Lärm, grelles Licht
  - **Besserung:** durch festen Druck

Cocculus (Kockelskörner)

Bewährt bei: Reisekrankheit

- Schwindel mit Übelkeit und Erbrechen beim Fahren (Auto, Bahn, Boot)
- das Kind ist blass, schwach, zittrig, nervös und schwankt
  - **Verschlimmerung:** beim Aufrichten; bei jeder Bewegung; nach Schlafmangel, Kummer und Sorgen
  - **Besserung:** in der Ruhe; im Sitzen und Liegen

Coffea (Kaffee)

Bewährt bei: Unruhe, Schlafstörungen, Zahnschmerzen

- nervöses, überdrehtes Kind
- Schlaflosigkeit durch Nervosität; ist voller Ideen, **kann nicht abschalten;** ist ab 3 Uhr wach
- Folge von plötzlichen Emotionen, etwa Schock durch Überraschung und freudige Nachrichten
- Zahnschmerzen
  - **Besserung** der Zahnschmerzen: durch Kaltes oder Eis

Colocynthis (Bittergurke)

Bewährt bei: krampfartigen Bauchschmerzen

→ ***Passt zu:*** *gereizten, ärgerlichen und ungeduldigen Kindern, die über jede Kleinigkeit in Wut geraten*

- Beschwerden durch Ärger, Wut, Zorn und Aufregung
- Beschwerden im Spätsommer, durch Kälte wenn überhitzt
- Krämpfe und kolikartige Bauchschmerzen, die zum **Zusammenkrümmen** zwingen
- Schmerzen kommen anfallweise und in regelmäßigen Abständen

- **Verschlimmerung:** bei Bewegung; durch Ärger, Essen und Trinken
- **Besserung:** durch Wärme, festen Druck (Faust in den Bauch; Babys wollen auf dem Bauch liegen), Ruhe, Zusammenkrümmen

Cuprum metallicum (metallisches Kupfer)

Wichtiges Mittel bei Krämpfen

- Krämpfe in den Fingern oder Zehen (beginnend)
- krampfartiger Husten; Atemnot durch krampfartiges Zusammenschnüren der Brust, eventuell mit Erbrechen
  - **Besserung:** durch Trinken von kaltem Wasser

Drosera (Sonnentau)

Bewährt bei: (Keuch-)Husten

- krampfartiger, spastischer Husten mit **Hustenattacken,** Hustenstöße rasch folgend, nehmen dem Kind den Atem
- auch mit Würgereiz und Erbrechen
- tiefer, rauer Husten mit Kitzelreiz, der zum Husten zwingt; oft mit rauer, tonloser Stimme
- Kehlkopfentzündung und Heiserkeit mit trockenem Hals, wobei Sprechen anstrengend und schmerzhaft ist
  - **Verschlimmerung:** nach Mitternacht; **beim Hinlegen** »sobald der Kopf das Kopfkissen berührt«; durch Trinken, Reden, Singen und Lachen, Wärme und warme Getränke
  - **Besserung:** durch Aufsitzen oder Aufstehen

Dulcamara (Bittersüss)

Bewährt bei: Erkältungskrankheiten mit Schnupfen und Husten; (Herbst-)Durchfällen und Blasenentzündung

- kälteempfindliche Kinder, die sich sofort verkühlen
- **Folgen von feuchter Kälte,** Durchnässung, nasser Witterung, Herbst, feuchter Kleidung oder feuchter Wohnung, heißen Tagen und kalten Nächten
  - **Verschlimmerung:** Feuchtigkeit, Wechsel von Heiß nach Kalt
  - **Besserung:** durch Bewegung und **Wärme**

Echinacea (schmalblättrige Kegelblume)

Bewährt bei: allen entzündlichen und fieberhaften Prozessen; stärkt das Immunsystem; scheint antibakterielle Wirkung zu haben

Eupatorium perfoliatum (Wasserhanf)

Bewährt bei: Grippe mit starken Knochenschmerzen

- **starke Schmerzen in Gliedern, Knochen, Muskeln, in der Brust**
- Zerschlagenheitsgefühl, »wie geprügelt«
- Folgen von Kälte, Wind und Feuchtigkeit
- schmerzender Brustkorb, das Kind hält sich beim Husten die Brust
- Übelkeit und galliges Erbrechen
- starke klopfende Kopfschmerzen
- sehr schmerzhafte Augäpfel (→ Bryonia Seite 101)
- Fieber, das häufig am Morgen erhöht ist; vor dem Fieber Schüttelfrost, davor großer Durst; Schwitzen bringt Erleichterung

Euphrasia (Augentrost)

Wichtigstes Mittel bei Bindehautentzündung

Auch bewährt bei: grippalem Infekt und Heuschnupfen

- anfangs meist trockenes Sandgefühl im Auge, dem aber bald heftiger Tränenfluss folgt
- die Augen tränen unaufhörlich, die Tränen sind scharf und wund machend
- die Schmerzen sind brennend oder drückend
- andauerndes Blinzeln; sehr lichtempfindlich, vor allem gegen Kunstlicht und am Abend
- später auch eitriges Sekret, das die Lider brennen und anschwellen lässt
- **milder Fließschnupfen und scharfe, wund machende Tränen** (umgekehrt bei Allium cepa, Seite 98)
  - **Verschlimmerung:** abends; im Warmen, im Haus; durch grelles Licht
  - **Besserung:** an der frischen Luft

E

Ferrum phosphoricum (phosphorsaures Eisen)

Bewährt bei: Entzündungen und Infekten ohne deutliche Symptome, bei Mittelohrentzündung

→ ***Passt zu:*** *nervösen, empfindlichen, zu Blutarmut (Anämie) und Blässe neigenden Kindern, die aber leicht erröten*

- alle entzündlichen Erkrankungen im ersten Stadium (Kennzeichen: Hitze, Röte, Schwellung und Schmerz)
- **das Allgemeinbefinden ist typischerweise wenig beeinträchtigt;** Kinder spielen beispielsweise immer noch zufrieden bei Fieber
- Nasenbluten, mit hellrotem Blut
- pochende Ohrenschmerzen (nahezu spezifisch im ersten Stadium der Mittelohrentzündung)
- Heiserkeit und beginnender, trockener Husten; hart, schmerzhaft oder kitzelnd; eventuell mit Blut im ausgehusteten Schleim
- grippale Infekte mit mittlerem bis hohem Fieber und weichem, beim Pulsfühlen leicht unterdrückbarem, schnellem Pulsschlag
  - **Verschlimmerung:** nachts; durch Berührung, Wärme
  - **Besserung:** durch kalte Auflagen, Ruhe

Gelsemium (falscher Jasmin)

Wichtigstes Mittel bei Grippe (vor allem im Sommer)

Bewährt bei: Nacken- und Kopfschmerzen, Examensangst

→ ***Passt zu:*** *apathisch, benommen, schlapp und energielos scheinenden Kindern; große Schläfrigkeit und Erschöpfung, können »die Augen kaum noch offen halten«; bei Ängsten (vor Neuem, Prüfungen) schwach, wie gelähmt, wissen oft nicht mehr, was sie sagen wollten*

- Folgen von Schreck, Angst, Schock, seelischer Erregung (vor allem durch schlechte Nachrichten), Stress
- Durchfall, vor allem **kurz vor oder bei** einem Examen, durch die lähmende Schwäche (durch hektische Angst: Argentum nitricum, Seite 99)
- zittrige Schwäche von Händen und Füßen

- fehlender Durst (auffälliges Merkmal bei Fieber)
- Frostschauer, die über den Rücken laufen
- oft dunkles, rotes, etwas aufgedunsenes Gesicht
- Kopf- und Nackenschmerzen sowie Migräne
- wunde Halsschmerzen, die eventuell zum Ohr ausstrahlen; oft auch Kloßgefühl im Hals
- Fließschnupfen bei einem grippalen Infekt
  - **Verschlimmerung:** durch Aufregung, Schreck, Schock, Hitze, warme Räume und Sonne; vor Gewitter; durch Rauchen
  - **Besserung:** an frischer Luft; durch Wasserlassen

Graphites (Reissblei)

Bewährt bei: Eiterflechte, Milchschorf, Übergewicht

→ ***Passt zu:*** *verfrorenen, oft dicklichen Kindern (mit rotem Gesicht), die frech sind und selbst dann, wenn sie gescholten werden, noch lachen*

- Neigung zu Übergewicht
- rissige, spröde, juckende Hautausschläge; die nässen und gelbliches, klebriges Sekret absondern können (auch an den Genitalien)
- Gehörgangsekzem mit Schmerzen oder Hautausschlägen hinter dem und im Ohr
  - **Verschlimmerung:** durch Wärme; nachts; während und nach der Periode
  - **Besserung:** durch Einhüllen

Hepar sulfuris (Kalkschwefelleber)

Bewährt bei: Nasennebenhöhlen-Entzündung, Husten, Ohren- und Halsschmerzen, Abszessen, Geschwüren, Hauterkrankungen und Eiterungen

→ ***Passt zu:*** *extrem verfrorenen, reizbaren und jähzornigen Kindern (Kleinigkeiten und Kritik regen sie auf)*

- große Neigung zu Eiterungen (Haut, Mandeln)
- **extreme Zugluft- und Kälteempfindlichkeit:** muss eingehüllt oder zugedeckt sein; schon das Entblößen von Händen oder Füßen (zum Beispiel im Bett) verschlimmert alle Symptome; vor allem bei Fieber

- große Berührungsempfindlichkeit der Haut und der erkrankten Stellen – selbst die Kleidung schmerzt
- entzündete Stellen sind **extrem schmerzempfindlich** (Hals, Haut, Mandeln)
- splitterartige Schmerzen (zum Beispiel Halsschmerzen)
- neigt zu ungesunder, schweißiger Haut
- Körperabsonderungen (Schweiß, Sekret, Stuhl) sind klebrig und riechen säuerlich oder nach altem Käse
- rasselnder Husten mit heiserer bis tonloser Stimme durch kalten Wind
  - **Verschlimmerung:** durch geringste Kälte und Luftzug; bei Berührung und beim Entblößen
  - **Besserung:** durch **Wärme** (wie Einhüllen, Dampfbäder oder Inhalationen)

Hypericum (Johanniskraut)

Wichtigstes Mittel bei allen Nervenverletzungen

- Stauchung und Prellung der Wirbelsäule; vor allem Steißbeinprellung; auch Gehirnerschütterung
- geprellte oder gequetschte Finger und Zehen
- Schürf-, Platz-, Riss-, Biss- und Stichwunden
- die entlang der Nerven auftretenden Schmerzen sind schießend, ziehend oder schneidend
- nach Operationen und Zahnbehandlung
- als Tinktur bewährt zur raschen Abheilung, beispielsweise von Wunden, Pickeln, Mundgeschwüren
  - **Verschlimmerung:** durch Kälte, Feuchtigkeit, Berührung

Ignatia (Ignatiusbohne)

Wichtigstes Mittel bei frischem Kummer

→ ***Passt zu:*** *meist sensiblen, nervösen, romantischen Kindern, die zu Hysterie und widersprüchlichem Verhalten neigen; sie seufzen und weinen viel, sind gereizt und schnell gekränkt*

- wichtiges Mittel **bei Kummer,** beispielsweise durch den Verlust eines geliebten Wesens; Heimweh
- sehr wechselhafte Stimmungen; das Kind neigt zu Lach- und Weinkrämpfen (durch psychische Erregung)

- Kloßgefühl im Hals, Beklemmung in der Brust
- körperliche und psychische Symptome wechseln einander ab, oft sehr widersprüchlich
- Kopfschmerzen, als würde ein Nagel in den Kopf getrieben oder als wolle der Schädel platzen
- Schlaflosigkeit mit viel Gähnen; vor allem durch Sorgen und Kummer
  - **Verschlimmerung:** beim Denken an die Beschwerden; durch Tabakgeruch
  - **Besserung:** während des Essens

Ipecacuanha (Brechwurzel)

Bewährt bei: Übelkeit, Erbrechen, Husten

→ ***Passt zu:*** *rastlosen, unruhigen, schlecht gelaunten Kindern; sie sind oft blass, schwächlich und erkälten sich leicht*

- **anhaltende Übelkeit und Erbrechen;** das Erbrechen erleichtert nicht
- **die Zunge ist dabei meist rein,** der Mund feucht, starke Speichelbildung mit viel Sabbern
- anfangs trockener Husten, später mit Schleimrasseln – der Schleim lässt sich schwer abhusten
- Husten mit Übelkeit und Erbrechen
- Husten, der mit jedem Atemzug heftiger wird; eventuell mit Erstickungsgefühl
- Husten mit Engegefühl in der Brust und Atemnot; das hustende Kind kann im Gesicht blau anlaufen und steif werden **(Notarzt rufen!)**
- Husten mit Nasenbluten (auch: Ferrum phosphoricum, Seite 108)
- Husten mit Heiserkeit bis Stimmverlust
  - **Verschlimmerung:** nachts; im Liegen; beim Einatmen

Kalium bichromicum (Kaliumbichromat)

Wichtigstes Mittel bei Nasennebenhöhlen-Entzündung

→ ***Passt zu:*** *wohlgenährt aussehenden Babys und Kindern, die viel schniefen; sie scheinen gleichgültig, mögen keine (auch geistige) Anstrengung und sind menschenscheu*

- **zäher, Faden ziehender** und gelblicher **Schleim**
- die Zunge ist meist dick gelb belegt
- Schnupfen, bei dem die Nase anfangs rinnt, dann mit **grünlich gelbem, Faden ziehendem,** eventuell übel riechendem Sekret und wunden, entzündeten Nasenlöchern
- die Nase und die Nebenhöhlen fühlen sich verstopft an; das Kind kann nicht durch die Nase atmen und schnieft
- Geruchsverlust
- Kopfschmerzen und Gesichtsschmerzen; meist nur an kleinen, centgroßen Stellen über den Augen, an der Nasenwurzel oder den Wangenknochen
- metallisch klingender, hackender Husten mit gelben Klumpen oder gelbem, Faden ziehendem Auswurf
  - **Verschlimmerung:** morgens; bei trockener Luft
  - **Besserung:** durch Wärme, warmes Kopfdampfbad oder Inhalation

Kalium phosphoricum (Kaliumhydrogenphosphat)

Wichtigstes (Nerven-)Tonikum

→ ***Passt zu:*** *schlanken, nervenschwachen Kindern (»Nervenbündeln«); sie sind ängstlich, lethargisch, nervös*

- körperliche und geistige Erschöpfung
- nervöser Magen oder Durchfall
- Folgen von Krankheit, Sorgen, Aufregung, Stress
- Schlafstörungen mit schrecklichen Albträumen
- bei geistiger Überarbeitung treten Kopfschmerzen mit Leeregefühl im Bauch auf
  - **Besserung:** durch leichte Bewegung
- Schwindel, Schwäche, Ohrensausen
- Stimmverlust durch Überanstrengung der Stimmbänder
- der Mund ist morgens meist sehr trocken; oft schlechter Mundgeruch mit senfgelb belegter Zunge
  - **Verschlimmerung:** morgens; durch körperliche und vor allem geistige Anstrengung, Aufregung, laute Geräusche, Föhn
  - **Besserung:** bei Ruhe

Lachesis (Buschmeisterschlange)

Bewährt bei: Entzündungen aller Art, Halsschmerzen, Sonnenstich, Eifersucht

→ ***Passt zu:*** *nervösen, ruhelosen und schnell eifersüchtigen Kindern, die dauernd reden (Quasseltanten)*

- die Beschwerden treten oft **linksseitig** auf
- überempfindlich gegen Berührung; Beengung am Hals wird nicht vertragen; Kloßgefühl im Hals
- Sonne und Wärme werden nicht vertragen
- dunkel- bis blaurote Entzündungen (etwa von Hals, Mandeln, Wunden), die äußerst berührungs- und hitzeempfindlich sind
  - **Besserung:** durch kalte Anwendungen
- das Kind wacht mit den Beschwerden häufig auf
  - **Verschlimmerung: nach dem Schlaf;** durch Hitze, Sonne, Wetterwechsel von Kalt nach Warm; Beengung am Hals

Ledum (Sumpfporst)

Wichtiges Mittel **bei allen Stichwunden** (durch Glas, Splitter, Dornen, Nägel), **Bisswunden** (Hunde, Zecken), **Insektenstichen** (Mücken, Bienen, Wespen) sowie beim »blauen« Auge

- kalte Auflagen und Anwendungen lindern

Luffa (Kürbisschwämmchen)

Besitzt eine starke Wirkung auf die Nasenschleimhäute, dabei haben verschiedene Potenzen unterschiedliche Wirkungen.

Allgemeine Symptome: Kopfschmerzen, von der Stirn zum Nacken ziehend, Müdigkeit, Durst

Luffa D4 fördert den Sekretfluss

Bewährt bei: chronischem Schnupfen und trockenen Nasenschleimhäuten, eventuell mit Schorfbildung, Trockenheitsgefühl; trockene Luft ist unangenehm

- **Besserung:** feuchte Luft, Inhalationen

Luffa D6 reguliert den Sekretfluss

Bewährt bei: Stockschnupfen; verstopfter Nase mit dickem, schleimigem Sekret und Nasennebenhöhlen-Entzündung

Luffa D12 vermindert den Sekretfluss

Bewährt bei: Fließschnupfen und Heuschnupfen

Lycopodium (Bärlapp)

Bewährt bei: Blähungskoliken, Verstopfung, Ängsten, Übergewicht

→ *Wichtiges Kindermittel (→ Seite 93)*

- Völlegefühl mit aufgeblähtem Bauch und saurem Aufstoßen; **Beengung um den Bauch wird nicht vertragen**
- Heißhunger (auf Süßigkeiten!), typischerweise auch nachts; meist nach wenigen Bissen satt
- Abneigung gegen kalte Getränke; das Kind bevorzugt warmes Essen und warme Getränke
- **Beschwerden** oft **zuerst rechts,** können nach links ziehen
- Urin oft übel riechend und mit rotem Satz
  - **Verschlimmerung:** zwischen 16 und 20 Uhr; nach dem Essen, verbunden mit großer Müdigkeit; in warmen geschlossenen Räumen; durch kalte Luft und kalte Getränke
  - **Besserung:** an der frischen Luft; bei Bewegung; beim Lockern der Kleidung

Magnesium phosphoricum (Magnesiumphosphat)

Wichtiges Mittel bei Krämpfen

→ ***Passt zu:** eher ruhigen, müden Kindern (im Gegensatz zu Wut, Ärger und Zorn bei Colocynthis, Seite 105)*

- Bauchkrämpfe und starke Blähungen (Blähungskolik); Blähungsabgang lindert nicht (im Gegensatz zu Colocynthis)
- Muskel- und Schreibkrämpfe
  - **Verschlimmerung:** nachts; durch Kälte, Luftzug, Aufregung
  - **Besserung:** alle Beschwerden bessern sich durch **Wärme und warme Auflagen** (Wärmflasche), Zusammenkrümmen, Druck, **Reiben und Massagen**

Mercurius solubilis (Quecksilber nach Hahnemann)

Bewährt bei: Mundgeschwüren, Zahn(wurzel)schmerzen, Eiterungen und eitrigen Ohr- oder Mandelentzündungen

→ ***Passt zu:** überempfindlichen, nörgelnden, gereizten Kindern; sie sind unruhig, aber schwach und zittrig*

- **starke Speichelbildung**, vor allem nachts

- **übler Mundgeruch,** metallischer Geschmack im Mund
- die geschwollene Zunge ist feucht und meist dick gelblich belegt mit **Zahneindrücken am Zungenrand**
- starker Durst, obwohl der Mund feucht ist
- Geschwüre, Aphthen auf Zunge, in Mund und Rachen
- Neigung zu schlecht heilenden, eitrigen, schmierigen und stinkenden Geschwüren
- bevorzugt nachts auftretende Zahnwurzelschmerzen
- grünliche, schleimige und blutgestreifte Absonderungen (Ohr, Rachen, Nase, Darm)
- die Haut ist meist ölig feucht mit Neigung zu übel riechenden und schwächenden Schweißausbrüchen
  - **Verschlimmerung:** durch Schwitzen; nachts; im warmen Bett; weder Wärme noch Kälte werden vertragen

Natrium chloratum (Kochsalz)

Bewährt bei: (Heu-)Schnupfen, Kopfschmerzen, Hautausschlägen und Fieberbläschen

→ *Wichtiges Kindermittel (→ Seite 93)*

- Folgen von Kummer, Trauer und Enttäuschungen mit Abneigung gegen Mitleid und Fürsorge
- das Kind zieht sich zurück, wirkt verschlossen, grübelt über Vergangenes; es will alleine sein, um zu weinen, oder bricht plötzlich in Tränen aus
- wenn es nicht beachtet wird, kann es sehr reizbar und nachtragend werden
- ständig hungrig; auch der Durst kann unstillbar sein
- Verlangen nach Salzigem; Abneigung gegen Fett, Brot
- Fließschnupfen mit tropfender Nase und heftigen Niesanfällen
- Erkältung, rissige Mundwinkel und Fieberbläschen
- fühlt sich morgens im Bett erschöpft und schwach
- Migräne mit Sehstörungen (Blitze oder Zickzacklinien) von Sonnenaufgang bis Sonnenuntergang
- bläschenartige Hautausschläge; Sonnenallergie, Nesselsucht
  - **Verschlimmerung:** morgens und mittags; durch Geräusche, Licht, Sonne und Hitze; am Meer; durch Stress
  - **Besserung:** an frischer Luft; durch kalte Waschungen

Nux vomica (Brechnuss)

Bewährt bei: Bauchschmerzen, Blasenentzündung, Erkältung, Hals- und Kopfschmerzen, Schnupfen, Übelkeit, Erbrechen, Verstopfung und Schlafstörungen

→ *Wichtiges Kindermittel (→ Seite 94)*

- Beschwerden nach zu reichlichem oder zu schwerem Essen, nach verdorbener Nahrung; nach Arzneimitteln, Drogen oder anderen Stimulanzien
- Magenbeschwerden mit Gefühl, als läge ein Stein im Magen
- Übelkeit und Würgen, ohne richtig erbrechen zu können
- krampfartige Bauchschmerzen mit Blähungen
- krampfartige Verstopfung mit vergeblichem Stuhldrang
- Kopfschmerzen am Hinterkopf, über den Augen, als ob verkatert
- überempfindlich gegen Lärm, Licht, Gerüche
- das Kind friert und erkältet sich leicht durch Kälte und Luftzug
  - **Verschlimmerung:** morgens; nach geistiger Anstrengung; durch Ärger, Zorn, Aufregung, Kälte und Luftzug
  - **Besserung:** abends, in der Ruhe, durch Wärme und warme Anwendungen

Okoubaka (Okoubaka)

Bewährt bei: Verdauungsstörungen mit Durchfall, Schmerzen, Übelkeit, Erbrechen durch verdorbene Nahrung, nach oder bei Infekten aller Art; als Prophylaxe (die halbe Normaldosis) bei Reisen, wenn Nahrung oder Klima schlecht vertragen werden

Phosphorus (gelber Phosphor)

Bewährt bei: Husten, Heiserkeit, Blutungen

→ *Bewährtes Kindermittel (→ Seite 94)*

- das Kind hat viele Ängste (Dunkelheit, Gewitter, Geister), ist stark beeindruckbar und sehr schreckhaft
- es ist schnell erschöpft, erholt sich aber auch leicht (zum Beispiel nach kurzem Schlaf)
- großer Durst auf kalte Getränke
- es bekommt leicht blaue Flecke und blutet leicht
- stark brennende Schmerzen bei Reizungen und Entzündungen (auch: Arsenicum album, Seite 100)

- raue Stimme bis Stimmlosigkeit und Schmerzen beim Reden (Kehlkopfentzündung)
- harter, trockener Husten (mit blutgestreiftem Auswurf); **bei beginnender Lungenentzündung** (hohes Fieber, Brustschmerzen, flache Atmung) **zum Arzt!**
  - **Verschlimmerung:** durch Reden, kalte Luft, beim Übergang vom Kalten ins Warme; abends; bei Gewitter; Elektrosmog, Wasseradern; Liegen auf der linken Seite
  - **Besserung:** an der frischen Luft; nach dem Schlaf; nach dem Essen

Phytolacca (Kermesbeere)

Bewährt bei: Halsschmerzen (Mandelentzündung, Seitenstrang-Angina)

→ ***Passt zu:*** *sich müde, kaputt und zerschlagen fühlenden Kindern, die dabei aber ruhelos sind*

- Halsschmerzen mit dunkelrotem Rachen
- Schmerzen strahlen beim Schlucken bis zum Ohr aus
  - **Verschlimmerung:** durch heiße Getränke
- die Lymphknoten am Hals sind geschwollen und schmerzhaft
- die Zunge mit roter Spitze ist schleimig gelb belegt
- Beschwerden, die auf eine Mandelentzündung folgen (zum Beispiel Gelenkschmerzen)
  - **Verschlimmerung:** nachts; nasskaltes Wetter, Bewegung
  - **Besserung:** durch Wärme und Ruhe

Podophyllum (Maiapfel)

Bewährt bei: Durchfall

- Durchfall, der nur so herausspritzt; Explosionen von schmerzlos abgehenden, aber stinkenden, gelbgrünen, wässrig schleimigen, unverdauten Stühlen mit Rumpeln und Kollern im Bauch; danach ist das Kind erschöpft
- krampfartige Bauchschmerzen, das Kind muss sich zusammenkrümmen oder auf dem Bauch liegen
  - **Verschlimmerung:** in der Frühe; bei heißem Wetter, während der Zahnung; nach Früchten
  - **Besserung:** durch Wärme (Wärmflasche)

P

Pulsatilla (Küchenschelle)

Bewährt bei: Verdauungsstörungen, Erkrankungen nach Durchnässen wie Blasenbeschwerden, Schnupfen, Husten

→ *Bewährtes Kindermittel (→ Seite 94)*

- das Kind verlangt nach frischer Luft, obwohl ihm leicht kalt ist
- trotz trockenem Mund kein Durst
- Schleimhautabsonderungen (Nase, Ohr, Bronchien) sind dick, grüngelb und mild
- Verdauungsbeschwerden; vor allem nach zu fettem schwerem Essen und Eis
- wandernde und wechselhafte Beschwerden (mal hier, mal dort, mal körperlich, mal psychisch)
  - **Verschlimmerung:** durch Hitze, Wärme und in der Ruhe; nach fettem schwerem Essen und Eis
  - **Besserung:** bei leichter Bewegung; an der frischen Luft; durch kalte Auflagen

Rhus toxicodendron (Giftsumach)

Bewährt bei: Verrenkungen, Zerrungen, Überdehnungen, Grippe mit Gliederschmerzen, juckenden Hautausschlägen, Fieberbläschen und Hyperaktivität

→ ***Passt zu:** Kindern mit großer innerer und äußerlicher Unruhe; ständiger Bewegungsdrang, werfen sich hin und her*

- Folgen von Zerrungen, Verrenkungen und Überanstrengung, wie Gelenkschmerzen mit Steifheit
- *charakteristisch: anfängliche Verschlimmerung bei Bewegung, bessert sich aber bei fortlaufender, leichter Bewegung*
- Beschwerden durch Nässe, Kälte und Luftzug, vor allem nach Schwitzen
- grippale Infekte mit Gliederschmerzen und Fieberbläschen
- eventuell großer Durst mit Verlangen nach Milch
- Zunge häufig dunkelbraun belegt, Zungenspitze aber rot
  - **Verschlimmerung:** in der Ruhe; nachts im Bett; im Sitzen; beim Liegen auf der schmerzenden Seite; *zu Beginn der Bewegung*
  - **Besserung:** bei warmem Wetter, durch Wärme, warme Auflagen und Massagen

Ruta (Weinraute)

Bewährt bei: Knochenprellungen, Muskel- und Sehnenerkrankungen und Überanstrengung der Augen

- Prellung und Verletzung der Knochen
- Verrenkungen und Verstauchungen mit folgender Lahmheit (dann im Wechsel mit Arnica, Seite 100); Überanstrengung des Handgelenks
- Sehnenschmerzen (zum Beispiel Achillessehne), Sehnenzerrungen, Sehnenscheidenentzündung und Überbein (dann im Wechsel mit Rhus toxicodendron, Seite 118)
- Überanstrengung der Augen (PC oder Lesen); mit Kopfschmerzen, roten, brennenden Augen, Nackenverspannungen

Sambucus nigra (Schwarzer Holunder)

Bewährt bei: Stockschnupfen der Säuglinge

- Säuglinge können nicht durch die Nase atmen; der trockene Schnupfen behindert das Stillen
- Kinder mit sich wiederholendem erstickendem Husten- oder Asthmaanfall, mit dem sie aus dem Schlaf schrecken, blau anlaufen und sich aufsetzen müssen
- heftiges Schwitzen tagsüber
- bei Fieber ist der Körper heiß und trocken

Silicea (Kieselsäure)

Bewährt bei: sich langsam entwickelnden Eiterungen, Polypen, Verstopfung, Impfbeschwerden

→ *Bewährtes Kindermittel (→ Seite 95)*

- Folgebeschwerden nach Impfungen (wie Infektanfälligkeit, verzögerte Entwicklung des Kindes, Abmagerung mit aufgeblähtem Bauch)
- Angst vor spitzen Gegenständen und Nadeln
- kalter Schweiß an Kopf und Schweißfüße
- häufige Eiterungen (Abszesse, Karbunkel, Akne, Fisteln)
- Verstopfung, mit dem Gefühl, der Stuhl schlüpfe wieder zurück; Schmerzen beim Stuhlgang
- rissige, leicht eiternde und entzündete Haut (Risse am After, Nagelbettentzündung)

S

- **Verschlimmerung:** durch Kälte und kaltes Wetter; durch unbedeckte Körperstellen
- **Besserung:** durch warmes Einhüllen, Wärme, Dampfbäder und bei feuchtwarmem Wetter

Hinweis: Das Mittel treibt wirksam kleine Fremdkörper (Spreißel, Dornen) aus der Haut.

Spongia (Meerschwamm)

Bewährt bei: Kruppartigem Husten; Heiserkeit

→ ***Passt zu:*** *blassen, hellhaarigen Kindern mit schlaffem Gewebe*

- trockener, bellender Husten mit pfeifender, giemender Atmung, als atme man durch einen Schwamm
- nächtliche Hustenanfälle, die aus dem Schlaf reißen, mit dem Gefühl zu ersticken; das Kind muss sich aufsetzen
- raue Stimme und Heiserkeit
- das Kind wirkt ängstlich und schwach
  - **Verschlimmerung:** vor Mitternacht; im Liegen
  - **Besserung:** durch warme Getränke und Speisen

Staphisagria (Stephanskörner)

Bewährt bei: Gerstenkörnern, Schnittverletzungen, Nabelkoliken, Karies

→ ***Passt zu:*** *schüchternen Kindern, die allen äußeren Eindrücken gegenüber äußerst sensibel reagieren. Sie fressen ihre Probleme in sich hinein, explodieren gelegentlich, schlagen bei Wutausbrüchen dann um sich und werfen Gegenstände auf die, die ihnen Trost spenden wollen*

- Folgen von Demütigung, Tadel, Kummer, Zorn
- wiederkehrende Gerstenkörner, die kleine harte Narben hinterlassen können
- Schnittverletzungen, auch Operationen
- Karies; die Zähne werden schwarz
- schneidende Bauchkoliken
- Bettnässen

Sulfur (Schwefelblüte)

Bewährt bei: Hautausschlägen, Durchfall, Verstopfung und Schlafstörungen; besonders bewährt bei unterdrückten oder verschleppten Krankheiten oder dann, wenn sorgfältig gewählte Mittel nicht helfen

→ *Bewährtes Kindermittel* *(→ Seite 95)*

- juckende, heiße und/oder brennende Haut
- **trockene,** schuppige, brennende und **juckende Hautausschläge**
- Hautjucken, bei dem Kratzen anfangs angenehm ist; danach brennende Haut, die oft bis zum Bluten gekratzt wird
- das Kind fühlt sich am Vormittag gegen 11 Uhr plötzlich schwach und muss unbedingt etwas essen
- alle Körperausscheidungen (Speichel, Schweiß, Stuhl) haben einen unangenehmen Geruch (zum Beispiel heiße Schweißfüße)
- katzenartiger Schlaf; das Kind wacht häufig auf; wird durch das geringste Geräusch wach, ist schlaflos zwischen 2 und 5 Uhr
- Durchfall treibt es morgens aus dem Bett **oder** es hat Verstopfung mit großem, schmerzhaftem Stuhl
- es verlangt nach Süßem und verträgt keine Milch
  - **Verschlimmerung:** durch Wärme, vor allem Bettwärme; durch Baden und Waschen; vormittags und abends; durch Kratzen
  - **Besserung:** an der frischen Luft

Warnung: Sulfur kann als Erstreaktion auch Hautausschläge hervorrufen beziehungsweise verschlimmern! Deshalb ist bei Neigung zu Hautproblemen eine vorsichtige, einschleichende Dosierung empfehlenswert: beginnen mit einem Globulus, einem Tropfen oder $^1/_4$ Tablette einer mittleren Potenz. Falls keine Erstreaktion auftritt, tägliche Steigerung bis zur empfohlenen Dosis.

Symphytum (Beinwell)

Bewährt bei: Knochenbrüchen, umgeknickten Knöcheln und beim »blauen« Auge

S

- unterstützt die Heilung von Knochenbrüchen und lindert die Schmerzen (im Wechsel mit Arnica, Seite 100)
- Verletzung der Sehnen, Bänder und der Knochen; beim Umknicken eines Knöchels
- Prellungen und Verletzungen des äußeren Auges
- Gesichtsverletzungen

Thuja (Lebensbaum)

Bewährt bei: Polypen, Warzen, Nagelstörungen, Impfbeschwerden

- empfindlich auf feuchte Kälte
- chronische Erkältungen und Katarrhe mit gelblich grünen, dicken, eitrigen Absonderungen aus Nase, Ohr, Rachen, Vagina (Scheide), Harnröhre
- Warzen von fleischigem, auch blumenkohlartigem Aussehen, die bluten oder nässen können
- Polypen (Nase, Dickdarm)
- Folgebeschwerden nach Impfungen (wie Infektanfälligkeit, verzögerte Entwicklung, Abmagerung)
- starkes Schwitzen an unbekleideten Stellen (Gesicht, Hals); Hautausschläge dagegen nur an bedeckten Körperstellen; die Haut ist fettig und unrein
  - **Verschlimmerung:** durch Kälte, Nässe, Nebel, nachts, durch Bettwärme, um 3 Uhr und um 15 Uhr
  - **Besserung:** durch Wärme, Bewegung; wenn Absonderungen in Gang kommen (etwa Schweiß)

Urtica urens (Brennnessel)

Bewährt bei: Nesselsucht, Verbrennungen

Jeder kennt den brennenden Hautausschlag nach Kontakt mit einer Brennnessel. Nach dem Ähnlichkeitsprinzip hilft das Mittel somit bei:

- Nesselsucht: erhabenen Hautausschlägen mit wässrigen Bläschen und rotem Rand; stechenden, brennenden, juckenden Beschwerden; das Kind muss andauernd die Stelle reiben
- leichten Verbrennungen
- Insektenstichen
  - **Verschlimmerung:** durch Feuchtigkeit, Schwitzen, Kälte

Zum Nachschlagen

Für Ihre Hausapotheke

Preisgünstige Ledertaschen in verschiedenen Größen samt Zubehör bekommen Sie zum Beispiel beim Taschenvertrieb Gegko, R. Yap, Wertinger Str. 4, 86456 Gablingen, E-Mail: mail@gegko.de, Webseite: www.gegko.de. Damit können Sie sich Ihre Taschenapotheke selbst zusammenstellen. Mehr Informationen über mit Globuli befüllte Taschenapotheken finden Sie auf der Homepage www.svensommer.com

Bücher, die weiterhelfen

Sommer, Sven: *Der große GU Kompass Homöopathie.* Gräfe und Unzer Verlag, München

Sommer, Sven: *Homöopathie – Sanfte Selbsthilfe.* Gräfe und Unzer Verlag, München

Sommer, Sven: *GU Kompass Homöopathie in der Schwangerschaft.* Gräfe und Unzer Verlag, München

Stumpf, Werner: *Kinder mit Homöopathie natürlich behandeln.* Gräfe und Unzer Verlag, München

Stumpf, Werner: *Der große GU Ratgeber Homöopathie.* Gräfe und Unzer Verlag, München

Ullman, Dana: *Homöopathie für Kinder.* Econ Verlag, München

Adressen, die weiterhelfen

Deutsche Homöopathie-Union (DHU), Ottostraße 24, 76227 Karlsruhe

Deutsche Gesellschaft für klassische Homöopathie, Saubsdorfer Straße 9, 86807 Buchloe

Homöopathie Forum, Grubmühler Feldstraße 14a, 82119 Gauting

Ärztegesellschaft für Klassische Homöopathie Österreich, Kirchengasse 21, A-5020 Salzburg

Homöopathie Verband Schweiz, Postfach, CH-8708 Männedorf

Beschwerden- und Sachregister

Hinweis

Die Empfehlungen in diesem Buch sind von Autor und Verlag sorgfältig erwogen und geprüft. Dennoch kann eine Garantie für die Wirksamkeit der Mittel im Einzelfall nicht übernommen werden. Eine Haftung des Autors und des Verlages für Personen-, Sach- und Vermögensschäden ist ausgeschlossen.

Impressum

Die GU-Homepage finden Sie im Internet unter
www.gu-online.de

Umwelthinweis: Dieses Buch wurde auf chlorfrei gebleichtem Papier gedruckt. Um Rohstoffe zu sparen, haben wir auf Folienverpackung verzichtet.

Redaktion: Ilona Daiker
Lektorat: Kurt Gallenberger, Münsing
Herstellung: Helmut Giersberg
Gestaltung: Independent Medien-Design GmbH, München
Fotos: Cover vorne: GU (Ing. Dieter Knapp)
Cover hinten: Hermann Eisenbeiss: Mitte oben und unten, rechts oben; GU: links (Antje Anders); Silvestris: unten rechts (Hecker)
Satz: Filmsatz Schröter GmbH, München
Druck und Bindung: Ludwig Auer GmbH

ISBN 978-3-7742-6138-9

7. Auflage 2007

GRÄFE UND UNZER
100 JAHRE GANSKE VERLAGSGRUPPE

Ein Unternehmen der
GANSKE VERLAGSGRUPPE